常见病 针药并治

钟光亮　夏会娟　主编

人民卫生出版社
·北京·

图书在版编目（CIP）数据

常见病针药并治 / 钟光亮，夏会娟主编. —北京：
人民卫生出版社，2020.12
ISBN 978-7-117-30897-7

Ⅰ.①常… Ⅱ.①钟…②夏… Ⅲ.①常见病—针灸
疗法②常见病—中药疗法 Ⅳ.①R245②R243

中国版本图书馆CIP数据核字（2020）第222959号

人卫智网	**www.ipmph.com**	医学教育、学术、考试、健康，购书智慧智能综合服务平台
人卫官网	**www.pmph.com**	人卫官方资讯发布平台

常见病针药并治

Changjianbing Zhenyao Bingzhi

主　　编：钟光亮　夏会娟
出版发行：人民卫生出版社（中继线 010-59780011）
地　　址：北京市朝阳区潘家园南里 19 号
邮　　编：100021
E - mail：pmph @ pmph.com
购书热线：010-59787592　010-59787584　010-65264830
印　　刷：中农印务有限公司
经　　销：新华书店
开　　本：889×1194　1/32　印张：8.5　插页：8
字　　数：156 千字
版　　次：2020 年 12 月第 1 版
印　　次：2020 年 12 月第 1 次印刷
标准书号：ISBN 978-7-117-30897-7
定　　价：39.00 元

《常见病针药并治》
编写委员会

主　编　钟光亮　夏会娟

副主编　何　勇　钟　文　陈文芳
　　　　钟新水　罗泽鸿　闵振炜

编　委　钟　艺　钟　健　钟水东
　　　　钟华龙　钟　枫　钟　铠
　　　　罗　琼　祝诗雨　罗志强
　　　　刘晓雯

主　审　宋南昌

顾　问　魏　稼

继承发扬针灸医
学为提高人民健
康水平服务

程莘
二〇二七·五·一·

内容简介

　　本书主要针对临床常见多发病，如中风、面瘫、颈椎病、漏肩风、肱骨外上髁炎、腰椎间盘突出症、膝关节骨性关节炎，从病因、病机、诊断、治疗、预防、调摄养生等方面做了较为全面的介绍。在临床治疗上，不仅运用了传统针灸的针法、灸法，而且将其他现代针灸的新疗法和中药的内服、外用等多种中医药常用治疗方法有机地结合起来，瞄准疾病"靶点"，精准治疗，发挥中医针灸在治疗中的优势作用。本书可供临床中医师、中西医结合医师、针灸科专业医师以及中医专业的学生参考使用。

序

　　针灸治病是通过针刺或艾灸腧穴以疏通经络，调和气血，从而达到防治疾病的作用。针灸作为中医学的外治精髓，是中医学的一个重要组成部分，几千年来为中华民族的健康保健、繁衍生息做出了巨大的贡献，同时为人类防治疾病提供了一种有效的方法和手段。2010年11月16日，在肯尼亚首都内罗毕举行的联合国教科文组织保护非物质文化遗产政府间委员会第五次会议审议通过将中医针灸列入"人类非物质文化遗产代表作名录"，说明国际社会对中国针灸传承和保护的重视。

　　整体观念和辨证论治是中医的两大特点，针药结合是历代医家治病的共识。唐代孙思邈在《备急千金要方》里强调："若针而不灸，灸而不针，皆非良医也。针灸不药，药不针灸，尤非良医也"，"知针知药，故是良医"。明代杨继洲提出"疾在肠胃，非药饵不能以济；在血脉，非针刺不能以及；在腠理，非熨熯不能以达；是针、灸、药者，医家之不可缺一者也。"古代医家均认为临床治病要根据病情的需要，充分发挥针、灸、药各自的优势。

　　江西省吉安市红十字医院院长钟光亮同志在长期临床工作中，对中风、面瘫、颈肩腰腿痛等常见疾病，运用一针二灸三用药多种方法，取得了明显的治疗效果，他的这些亲身经验与体会，充分印证了孙思邈等古代大家的学术思想，说明钟光亮同志的学术积淀深厚。他主编的《常见病针药并治》一书，总结了其几十年的临床经验，内容丰富，深入浅出，简明实用，相信更多的读者都能够从中有所受益，在该书出版之际特书几句看法作为序。

河南中医药大学针灸学科带头人、博士研究生导师

高希言

2018年春于郑州

主编简介

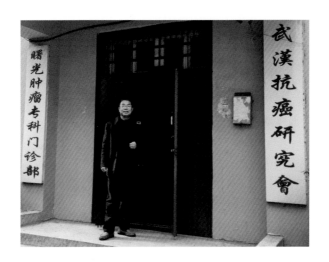

　　钟光亮，男，出生于 1968 年 3 月，江西省吉安市针灸研究所所长，江西省吉安市红十字医院院长，毕业于井冈山大学中西医结合专业，从事中医针灸临床工作，主要擅长"中风偏瘫后遗症的中医康复治疗"和"运用中医药免疫疗法，防止癌症患者手术放化疗后的转移和复发"。在国内发表过多篇论文，主编及参编了三部医学著作。

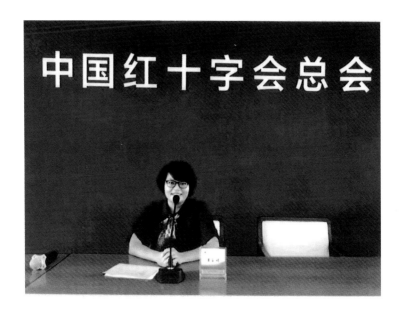

夏会娟，女，江西省吉安市红十字应急救护培训中心主任，早年师从重庆市民间针灸医师李富勇。尔后，跟师半年，在吉安市中心人民医院中医科主任医师张华名下学习针灸，见习于临床。随后又拜当代针灸名家、江西中医药大学魏稼教授及江西省首届国医名师、江西省中西医结合医院宋南昌教授为师，并深入学习了石学敏院士的"醒脑开窍"针刺法。临床擅长应用针灸疗法治疗脑卒中，在运用"醒脑开窍"针刺法治疗脑卒中的临床基础上，同时结合头针、舌针、华佗夹脊针，通过"四针一体"电刺激进行辨证施治，使其临床疗效更加显著。

前 言

　　针灸学，乃祖国中医皇冠上的明珠，自"伏羲制九针"至今已历数千载不衰。几千年来，它为保障中华民族的生命健康做出了重要贡献。

　　针灸对治疗常见病、多发病有独到之处，以价格低廉、简便易行的优点，深受广大人民群众的欢迎。1955年4月，毛泽东在与著名针灸专家、卫生部副部长朱琏谈话时指出："针灸是科学的，将来各国都要用它。"2010年11月16日，中医针灸被联合国教科文组织列入"人类非物质文化遗产代表作名录"，标志着针灸作为我国独有知识产权的自然科学技术，已得到世界科学界的一致肯定。2017年1月18日，习近平主席出席中国向世界卫生组织赠送针灸铜人雕塑仪式，为针灸铜人揭幕。习近平在致辞中指出：我们要继承好、发展好、利用好传统医学，用开放包容的心态促进传统医学和现代医学更好融合。中医针灸技术的传播、继承、创新和发展的新形势对广大针灸医生提出了更高的要求。故笔者不揣浅陋，将平生几十年从医的针灸治疗经验，整理成册，编写了这本《常见病针药并治》，供医务人员参阅。

　　在长期的学习和临床工作中，笔者力求取各家之长，而不墨守成规，对临床常见病以及一些目前医学界治疗尚感棘手的疑难病症，根据疾病的发生、发展的规律，提出自己的见解，制订治疗方案，不断总结探索。在疾病治疗上，遵循以法统方的原则，目的是以传统针灸疗法为主，结合其他的一些现代针灸的新疗法及中药的内服、外治治疗以达到更好的疗效。辨证论治是中医学的精髓。由于临床所见疾病，病情千变万化，唯有及时准确地辨证施治，才能收到较好的疗效，本书介绍了这方面的一些心得体会。

由于疾病的临床表现复杂多变，临证中患者的证型往往兼有多证，这体现了临床的复杂性，也体现了中医治疗的灵活性，更加突显了中医辨证论治、针药并治在治疗临床常见病方面的优势。

本书所收录的案例均为来自临床一线的典型案例，为了尽可能真实地反映患者的诊治情况，对病案的格式来进行统一，以体现临床的灵活性。

在编著此书的过程中，有幸得到了许多针灸界前辈老师们的支持和肯定。尤其感谢笔者的恩师——江西省首届国医名师、江西省中西医结合医院宋南昌教授审定本书内容，河南中医药大学博士研究生导师高希言教授在百忙之中抽时间为本书亲笔作序，当代针灸名家江西中医药大学魏稼教授为本书题词。

由于编者水平有限，书中错误之处在所难免，敬请广大同仁批评指正。

江西吉安市红十字医院

钟志荣

于2018年春天

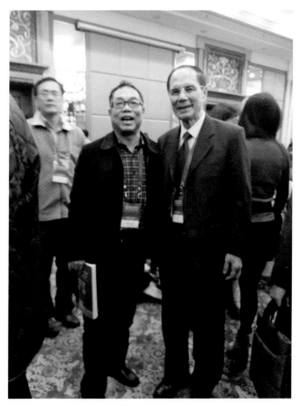

钟光亮同志与北京大学神经科学研究所名誉所长、中国科学院院士韩济生教授合影

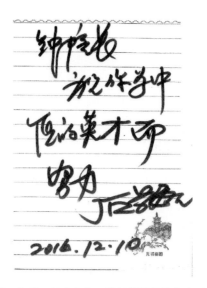

国医大师、中国工程院院士石学敏教授给钟光亮同志赠言

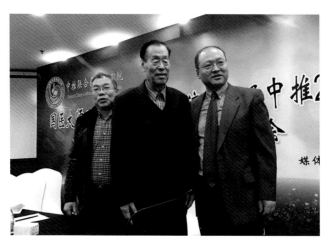

钟光亮同志与国医大师、中国工程院院士石学敏教授等合影

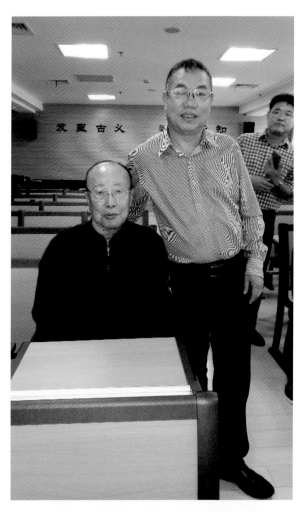

钟光亮同志与人类非物质文化遗产中医针灸代表性传承人张缙教授合影

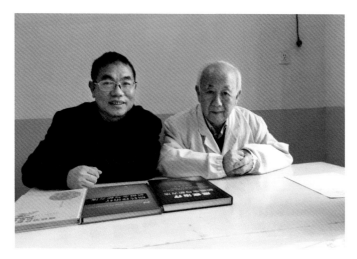

钟光亮同志与湖北中医药大学徐泽教授合影

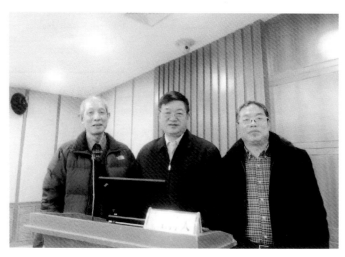

钟光亮同志与世界针灸学会联合会主席、中国针灸学会会长刘保延教授等合影

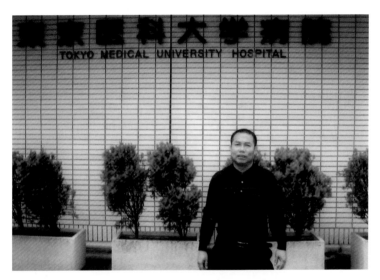

钟光亮同志在日本东京医科大学病院

目 录

第一章 中风

第二章 面瘫

第五章　肱骨外上髁炎

第六章　腰椎间盘突出症

第七章　膝关节骨性关节炎

中风

中风是以猝然昏仆、不省人事，伴半身不遂、口舌㖞斜、言语謇涩等为主症的病证。病轻者可无昏仆而仅见口舌㖞斜、半身不遂等症状。

因发病急骤，症见多端，病情变化迅速，与自然界"风性善行而数变"的特征相似，故古代医家取类比象而名之为"中风"；又因其发病突然，亦称为"卒中"。

中医有关中风记载，始见于《黄帝内经》，如《素问·通评虚实论》云："仆击、偏枯……肥贵人则高粱之疾也"，《素问·生气通天论》云："阳气者，大怒则形气绝，而血菀于上，使人薄厥"，《素问·调经论》云："血之与气并走于上，则为大厥，厥则暴死，气复反则生，不反则死"，《素问·风论》云："风之伤人也……或为偏枯"等，对本病的病因病机与症状做了概括性的论述。汉代张仲景《金匮要略·中风历节病脉证并治》始有"中风"病名及其专论。《金匮要略·中风历节病脉证并治》认为中风之病因为络脉空虚、风邪入中，又以中络、中经、中腑、中脏来说明受邪的轻、重、浅、深，对中风的症状、脉象、病因、病位等做

1

了介绍，为后世逐步认识中风因火盛、气虚、湿痰、内风等原因引起提供了依据。

中风相当于西医学的脑卒中，即脑血管意外，是指突然发生的、由脑血管病变引起的局限性或全脑功能障碍，持续时间超过 24 小时，或引起死亡的临床综合征。脑卒中总体上可分为缺血性和出血性两大类。缺血性脑卒中（脑梗死）包括脑血栓形成、脑栓塞和腔隙性脑梗死，约占全部脑卒中的 70% ~ 80%；出血性脑卒中主要包括脑出血和蛛网膜下腔出血。脑卒中发病率和死亡率均较高，常留有后遗症，是危害中老年人健康和生命的常见病。流行病学抽样调查显示，我国城乡脑卒中年发病率为 200/10 万，年死亡率为 80/10 万 ~ 120/10 万，存活中有 70% 以上有不同程度的功能障碍，其中 40% 为重度残疾，脑卒中复发率高达 40%。脑卒中的危险因素包括高血压、糖尿病、血脂异常、心脏病、吸烟、饮酒、饮食、肥胖、缺乏运动、心理因素等。

本病多见于中老年人，是中老年人较为高发的神经系统疾病，一年四季均可发病，但以冬春两季最为多见。中医学在长期治疗中风的实践中积累了丰富的临床经验。在本病预防、治疗和康复方面，中药、针灸具有较为显著的疗效和优势，尤其是针灸在中风康复方面的作用具有独到之处。

一、病因病机

中风的发生是由多种因素所导致的复杂病理过程，风、火、痰、瘀是其主要的病因。本病常因饮食不节，恣食厚味，或思虑过度，损伤脾胃，致痰浊内生；或因情志内伤，肝阳上亢，引动心火，风火相煽，气血上冲；或因肝肾阴虚，水不涵木，肝风妄动；或因气机失调，气滞而血行不畅，或气虚推动无力，日久成瘀。当风、火、痰浊、瘀血等病邪，随气血逆乱，横窜经隧，蒙闭清窍，使脑脉痹阻或血溢于脑脉之外，则发为中风。通过总结历代医家对本病病因病机的认识，结合临床观察，认为诱发本病的原因，一是火，二是劳累，三是虚，四是精神因素。本病的发病机制可以总结为以下几个方面：其一为心火暴盛，肝风内动，风火相煽，迫血上涌，阻塞清窍以致神志昏迷，为热之象最重，因为火盛伤阴（津液），阴伤则血液黏稠度增加，血液瘀滞，阻于脉络，而形成血栓，或火盛迫血妄行上涌，而引起出血，如血菀于上，则使脑络血瘀，阻碍神明，瘀阻经络，而致中风。其二为劳倦内伤，生活、工作紧张，起居无常，劳累过度，易损耗阴血，以致阴亏于下，气血逆乱，阴不制阳，使阳气升张，气火俱浮，夹瘀血上冲清窍，阻塞脉络，或肝阳内盛，血气骤然上涌，夹痰夹火，横穿经络而致中风。其三为年老体弱，身损正衰，或久病耗伤气血，真元虚弱，阴阳失调，人体气虚，推动血液运行之力不足，血流缓慢，而致脑脉瘀滞不通，故而多在休息（睡眠）时形成血栓。气有固摄作用，气虚则血失固摄，而引起出血。其四为情志内伤，思虑过度，或情绪波动剧烈，肝失条达，气机郁滞，血行不畅，清窍闭塞，发为中风。本病病位在脑，病变主要涉及心、肝、脾、肾。其病理性质多为本虚标实，上盛下虚。本虚为肝肾阴亏，气血衰少，标实为风火相煽，痰瘀阻滞，气血逆乱。其基本病机是脏腑阴阳失调，气血逆乱，上犯于脑，而致窍闭神昏。

二、诊断要点与鉴别诊断

1. 本病发病多见于 40 岁以上的患者。

2. 患者大多急性起病，以突然昏仆，不省人事，半身不遂，口舌㖞斜，言语謇涩或不语，偏身麻木，或不经昏仆而仅以㖞僻不遂为主要临床表现。

3. 发病多由情志所伤而致情绪激动，或过劳等多种诱因，发病之前常有头晕、头痛、一侧肢体麻木、言语不利、口角流涎等（中风）先兆症状。

4. 患者生理反射增强或减弱，肌张力增强或减弱，肌力明显下降，患侧病理反射存在（巴宾斯基征、霍夫曼征等阳性）。

5. 中络、中经两者俱无猝然昏倒，中络仅突然发作口眼㖞斜，中经则很快出现半身不遂或伴有关节疼痛，出现拘急、麻木等症状。

6. 中腑、中脏有猝然昏倒、半身不遂、口眼㖞斜、不能言语等症。中腑可见两手握固、牙关紧闭，多有口臭舌燥、苔腻脉滑。中脏可见痰涎壅盛、口开鼾睡、小便自遗，多见面红颊赤、脉洪大而无力等脱证现象。

7. 中风、厥证、痫病三者，均有猝然昏倒、不省人事等症，须仔细鉴别。中风多伴有半身不遂、口眼㖞斜、面红等症状；而厥证昏倒时多出现面色苍白，四肢厥冷，无半身不遂等兼症出现，并且病程短，没有明显前期症状；痫病在出现昏迷时往往伴有四肢抽搐、口吐涎沫，并发出异常声音，苏醒后则如正常人。

8. 通过现代医学的各种辅助检查，有助于本病的诊断，如脑脊液检查，眼底检查，颅脑电子计算机断层扫描（computed tomography，CT）、磁共振成像（magnetic resonance imaging，MRI）等检查。

三、辨证分型

临床常将中风分为中经络与中脏腑。中经络者，病位一般较浅，病情较轻，患者无神志改变，仅表现为半身不遂，口舌喝斜，语言不利；中脏腑者，大多病位较深，病情也较重，主要表现为昏仆不省人事，且有喝僻不遂的症状。中脏腑根据临床表现又分为闭证、脱证。闭证，为邪气内闭清窍，症见神昏，口噤不开，肢体强痉，属实证。根据病证有无热象表现，又分阳闭和阴闭。阳闭为痰热闭郁清窍，症见面赤身热，躁扰不安，气粗口臭，舌苔黄腻，脉象弦滑数；阴闭为湿痰内闭清窍，症见面白唇黯，静卧能安，四肢不温，痰涎壅盛，舌苔白腻，脉象沉缓或滑。阳闭和阴闭可互相转化，应根据舌象、脉象结合症状的变化加以辨别。脱证是五脏真阳散脱于外，症见昏聩无知，手撒肢冷，目合口开，冷汗淋漓，二便失禁，鼻息低微，此乃为中风之危象。在临床上尚有内闭清窍未开而外脱虚象已露，即所谓"内闭外脱"者，此乃是疾病安危演变的关键时机，不能疏忽，应引起警惕和重视。

中风的急性期多指发病后2周以内，中脏腑可至1个月；恢复期指发病2周（重者1个月）至半年以内；后遗症期指发病半年以上。

急性期

（一）中脏腑

中脏腑主要是以突然昏仆，不省人事为特征。实证称为闭证，虚证称为脱证，但临床也有内闭外脱、虚实相兼者。经及时抢救神志清醒后，体征能基本平稳，但仍留有轻重不同的中风偏瘫后遗症者，即可进行中医针灸及药物治疗。

主症：突然昏仆，或神志恍惚，迷蒙，嗜睡，或昏睡，甚者昏迷，半身不遂、舌强语謇、口角㖞斜等。

1. 闭证

阳闭：突然昏倒，不省人事，牙关紧闭，口噤不开，肢体拘急、抽搐，两手握固，面赤身热，气粗口臭，躁扰不宁，二便不通，舌质红，苔黄腻，脉弦或滑数，为痰热瘀闭；或突发神志昏昧，半身不遂，口舌歪斜，舌强言謇或不语，偏身麻木，身热，气粗，腹部胀满、按之有痛感，大便秘结，面赤，口秽。舌质红而干，苔黄腻，脉弦滑数，为痰热腑实。

阴闭：突然昏仆，不省人事，口噤不开，静卧不烦，四肢不温，面白唇暗，痰涎壅盛，二便自遗，舌质紫黯，苔白腻，脉滑缓，为风痰阻窍。

临床分析："阳闭"与"阴闭"在病机上有所不同。"阳闭"多为肝阳暴张，阳亢风动，痰火壅盛，气血上逆，清窍闭塞；或阳明热结，腑热痰浊上蒸，蒙蔽清窍。"阴闭"多为风痰偏盛，上壅清窍，神机闭塞。前者为阳属热，后者为阴偏寒，虽阴阳寒热有别，但其闭则一。

中风闭证常与饮食不节，过食肥甘醇酒，脾失健运，聚湿生痰，痰郁化热，加之生活、工作紧张，起居无常，思想情绪波动剧烈，引动肝风，夹痰上扰，可致病发，尤以酗酒诱发最为剧烈。临床上此类中风患者日渐增多。

2. 脱证

症状：突然昏仆，不省人事，面色苍白，目合口开，瞳孔散大，鼻鼾息微，手撒遗尿，汗出肢冷，甚则冷汗淋漓，舌痿，舌质紫黯，脉细弱，或面赤如妆，四肢厥冷，脉微欲绝或浮大无根。

临床分析：脏腑功能失调，气血素虚，正不胜邪，元气衰微，脏气欲绝，故症见突然昏仆，不省人事，目合口开，鼻鼾息微，手撒遗尿；舌痿，脉细弱，多为阴血损亏，元阳欲脱之象；如出现面赤如妆，或四肢厥冷，脉微欲绝或浮大无根，则为孤阳上越，阴竭于下，可有暴脱之危。此证为脏腑衰退，元气暴脱。

中风脱证，为元气暴脱，气血衰少，邪热壅盛，正不胜邪，导致阴竭阳亡，自我无法逆转，必须补益正气，以大补元气急救脱失，让脱失的元阴、元阳迅速得到补救，方能救治阴阳离决之危象。

（二）中经络

中经络一般无意识障碍的危急症状，病位较浅，病情较

轻，多是突然发病，出现手足肢体麻木，或半身不遂、口眼
㖞斜、语言不利、吞咽作呛、口角流涎等症。可分为中络、
中经。

主症： 突然出现半身不遂，舌强语謇，口眼㖞斜而无意
识障碍。中经、中络两者俱无猝然昏倒，中经多数很快出现
半身不遂，或伴有关节疼痛与拘急、麻木等，而中络仅突然
发作口眼㖞斜等症状。

中经络中又可分以下 3 种类型：

1．风痰阻络

症状： 在主症的基础上，兼见头痛眩晕，肢体麻木或手
足拘急，苔白腻或黄腻，脉多弦滑。

临床分析： 阴阳失调，肝风夹痰，上扰清窍，壅阻经
络，脑脉闭阻，经络气血流行不畅，故见半身不遂，肢体麻
木或手足拘急，口眼㖞斜，语言不利；风痰扰动清阳，阻滞
络脉，则头痛眩晕；苔白腻或黄腻，脉多弦滑为风痰阻络
之征。

2．风阳上扰

症状： 突然发生口眼㖞斜，舌强语謇，或手足麻木，甚则
半身不遂，兼见面红目赤，头晕头痛，耳鸣目眩，心烦易怒，
口苦咽干，便秘尿黄，舌红或绛，苔黄或燥，脉弦数有力。

临床分析：风阳上扰，血随气逆，血瘀脑脉，故见半身不遂，手足麻木，口眼㖞斜；风阳上扰，舌络瘀滞，则舌强语謇；风阳上扰，经脉不利，则头晕头痛，耳鸣目眩，口苦咽干；心烦易怒，口苦咽干，便秘尿黄，舌红脉弦为风火上扰之象。

3. 痰热腑实

症状：在主症的基础上，兼见痰多而黏，伴腹胀便秘，舌红，或有瘀点瘀斑，苔黄腻或灰黑，脉弦滑或弦涩。

临床分析：痰热腑实证多出现在中风急性期，以证多划分为中经证，若痰热壅盛，风动不止，救治不及时，痰热化风，风痰上扰，则可由中经证向中腑证转化。

恢复期和后遗症期

中风急性阶段经抢救治疗，神志渐清，饮食稍进，渐入恢复期以及后遗症期。

主症：半身不遂，口舌歪斜，语言謇涩。

中风恢复期和后遗症期主要可分为以下3个证型。然而，在临床实际工作中，由于患者表现往往复杂多变，又不可拘泥如此，应灵活地进行辨证施治。

1. 气虚血瘀

症状: 半身不遂, 口舌歪斜, 舌强言謇, 偏身麻木, 面色㿠白, 气短乏力, 自汗出, 心悸便溏, 手足肿胀。舌质黯淡, 有齿痕, 舌苔白腻, 脉沉细。

临床分析: 气虚不能推动血行, 因虚致瘀, 闭塞脑络, 致半身不遂, 口舌歪斜, 舌强言謇, 偏身麻木, 手足肿胀; 气虚则面色㿠白, 气短乏力, 自汗出, 心悸便溏。

2. 阴虚风动

症状: 半身不遂, 口舌㖞斜, 语言謇涩, 兼见肢体麻木, 手足拘挛或瞤动, 眩晕耳鸣, 咽干口燥, 五心烦热, 潮热颧红, 舌红, 苔少, 脉细数。

临床分析: 肾阴亏虚, 水不涵木, 肝风内动, 故见半身不遂, 口舌㖞斜, 语言謇涩; 阴津亏损, 或久病耗伤, 阴液大亏, 肝阴不足, 筋脉失养, 则见肢体麻木, 手足拘挛或瞤动; 阴虚失养, 故眩晕耳鸣, 口燥咽干, 舌红苔少, 脉细; 虚热内蒸, 故见五心烦热, 潮热颧红, 脉数。

3. 肝肾亏虚

症状: 手足瘫缓不收, 酸麻不仁, 腰腿软弱, 足废不能行, 或患肢僵硬, 拘挛变形, 肌肉萎缩。舌质淡红, 脉细。

临床分析：肝血不足下及肾阴，肾水亏竭不能上滋肝木，精血不足，筋脉失养，故见手足瘫缓、酸麻不仁、腰腿软弱、足废不行，肢体僵硬、拘挛变形、肌肉萎缩。

四、中风急性期的治疗

中风急性期不论是中经络还是中脏腑，尤其是中脏腑病情更为危急，均应以内科常规治疗为基础，抢救生命，稳定病情，当患者病情稳定时可配合针灸、中药治疗。

针灸治疗中风，早在《黄帝内经》中即有记载。《针灸大成》针对中风的具体症状表现进行分析，提出不少有价值的针灸治疗方法。例如，《针灸大成》提出以下治疗方案：左瘫右痪，曲池、阳溪、合谷、中渚、三里、阳辅、昆仑；口噤不开，颊车、承浆、合谷；阳症，中风不语，手足瘫痪者，合谷、肩髃、手三里、百会、肩井、风市、环跳、足三里、委中、阳陵泉，先针无病手足，后针有病手足；阴症，中风，半身不遂，拘急，手足拘挛，此是阴症也，亦依治之，但先补后泻；中风不省人事，人中、中冲、合谷；口眼㖞斜，中风，地仓、颊车、人中、合谷。

（一）中脏腑

1. 闭证

（1）针刺疗法

治则：凡中风出现闭证时，以开窍、启闭为主法。临床以阳闭多见，治疗多以醒脑开窍，清热豁痰为主。取督脉、足厥阴肝经及十二井穴为主，或点刺出血。

取穴：水沟、百会、涌泉、太冲、十二井穴、丰隆。

加减配穴：①牙关紧闭：配颊车、合谷、下关。②舌强、语言不利：配通里、哑门、廉泉。③醒脑开窍配内关。

操作：先在穴位进行常规消毒后，水沟向后上方逆经斜刺用泻法；十二井点刺放血，若重症可每日针刺2次；内关用捻转泻法，其余诸穴均用泻法。

方义：本证多为肝阳暴亢，气血上逆，痰火蒙闭清窍所致，故取水沟、百会通调督脉经气。水沟为督脉要穴，督脉入络脑，脑为元神之府，可开窍醒脑；百会为"三阳五会"，可息风醒脑，闭证时针刺百会可调动人体百脉，旨在开窍，能清脑醒神开闭，使阳热得泄，亢阳得制，调神导气，神志复苏。太冲平息肝阳，降肝经逆气，所以发生闭证之时，通过针刺太冲，能滋养肝阴、平抑肝阳，使过亢而化风的肝阳得到制约。涌泉可导热下行。太冲配涌泉，相互为用，能起到滋养肝肾，平肝清热的作用。手足十二井穴则通三阳三阴之经气，点刺出血可开窍泄热，协调阴阳，接通经气。丰隆位于足阳明胃经，为足阳明胃经别走足太阴脾经之络穴，具有疏经活络、化痰定喘、清热通腑、健脾和胃的作用，为祛痰第一要穴。牙关紧闭，取颊车、合谷、下关通经活络，以加强气血疏通。舌强、语言不利，取通里、哑门、廉泉，以通利舌窍。心主血脉，内关为心包经络穴，针刺内关可促进气血运行，加强心气调理，有助于通脑络复脑神。

（2）灸法

取穴： 内关、涌泉、水沟、十宣。

操作

1）**艾炷灸：** 取麦粒大艾炷在内关、十宣、涌泉穴上施灸，壮数不计，直至患者苏醒为止。

2）**灯心草爆灸：** 取灯心草在内关、水沟、十宣穴进行爆灸，壮数不计，直至患者苏醒为止。如无灯心草，亦可用火柴、线香代替急用施灸。

（3）中药内治

1）**阳闭：** 多为肝阳化风，痰火内闭所致，中药宜用醒脑开窍，通腑泻热为主。

处方1： 羚羊角粉3g（冲服），钩藤10g（后下），石决明30g（先煎），龟甲15g（先煎），蝉蜕6g，生地15g，白芍12g，丹皮10g，菊花12g，夏枯草15g。

处方加减：高热者，加石膏、连翘、知母；抽搐者，加全蝎、僵蚕、蜈蚣；二便不通者，加大黄、芒硝；痰多者，加天竺黄、竹沥、胆南星。

处方2：羚羊角粉3g（冲服），天麻15g，钩藤12g，水牛角12g（先煎），石决明30g（先煎），石菖蒲12g，远志12g，玄参15g，大蓟12g，夏枯草12g，天竺黄6g，竹茹12g（此方可用于脑出血）。

处方3：羚羊角粉3g（冲服），水牛角12g（先煎），石菖蒲12g，远志12g，天竺黄6g，当归15g，生地15g，水蛭5g，丹皮12g，丹参15g（此方可用于急性脑梗死）。

常用药物分析：羚羊角粉、水牛角、天麻、钩藤、石决明清热泻火且降肝胆相火，蝉蜕为祛风散热之要药，与羚羊角粉、石决明配用可加强平肝息风之功。石菖蒲、远志化痰开窍，与天竺黄、竹茹配用可加强清热化痰之力，涤风热以去浊痰。水蛭、丹参活血止血，菊花散风清热平肝，生地、丹皮凉血滋阴；大蓟、玄参凉血止血；夏枯草清肝泻火。

中成药：阳闭治以辛凉开窍，可配合使用安宫牛黄丸、局方至宝丹、万氏牛黄清心丸等。可用安宫牛黄丸或局方至宝丹灌服或鼻饲，后并用中药汤剂灌服或鼻饲。

2）阴闭：多为湿痰壅盛，上闭清窍所致，中药宜用辛温开窍，息风豁痰为主。

处方1：石菖蒲10g，制半夏12g，胆南星10g，枳实

10g，茯苓 10g，橘红 12g，竹茹 10g，生姜 10g，甘草 6g。

处方加减：如风盛者，可加钩藤、僵蚕、天麻以平肝息风；如痰涎壅盛，加蛇胆陈皮末、皂角炭以助化痰之力。

处方 2：水牛角 15g（先煎），石菖蒲 10g，制半夏 12g，胆南星 10g，当归 12g，茯苓 15g，生地 15g，水蛭 5g，丹参 15g，淡竹茹 15g，陈皮 12g（此方可用于急性脑梗死）。

处方 3：水牛角 15g（先煎），石菖蒲 12g，制半夏 12g，胆南星 10g，茯苓 15g，生地 15g，远志 12g，大蓟 15g，黄柏 10g，淡竹茹 15g，陈皮 12g（此方可用于脑出血）。

常用药物分析：水牛角、生地清热，凉血中之风热；当归养血以润风燥；丹参、水蛭活血止血；胆南星、竹茹清热化痰；茯苓、半夏、橘红、陈皮则能健脾行气化痰；石菖蒲、远志化痰开窍；枳实破气消积，化痰散痞；大蓟清热凉血止血，黄柏清热燥湿，泻火解毒；甘草缓和诸药。

中成药：先用苏合香丸，每次 1~2 丸，每日 2~3 次，灌服或鼻饲，后以涤痰汤加减灌服或鼻饲。

（4）外治法

1）**点舌疗法：**将安宫牛黄丸、至宝丹，或紫雪丹、苏合香丸用温水化开后（水不宜过多，药液要浓），用消毒棉签将药液蘸上，反复不停地把药涂点在患者舌上，让药物从舌上吸收发挥药效，起到治疗作用。此法主要用于中风昏迷患者的救治。

2）**吹鼻法**：将北细辛研为细末，用塑料吸管吹入鼻中。此法主要用于中风猝然昏倒、不省人事的患者。

3）**灌肠法**：将安宫牛黄丸、至宝丹，或紫雪丹、苏合香丸用温开水化开成混悬液状，然后进行灌肠，或用安宫牛黄丸栓剂塞入肛门。此法主要用于中风闭证，出现牙关紧闭的患者。

中风便秘的神昏患者，可用厚朴、陈皮、枳实、石菖蒲、郁金、大黄（后下）、芒硝（冲入）、甘草，煎水，药液要煎至浓稠一些，待药液放凉至微温后进行灌肠。

2．脱证

（1）针灸疗法

治则：益气回阳固脱。取任脉经穴为主，主要用灸法治疗，配合针刺。

取穴：神阙（灸）、气海（灸）、关元（灸）、内关、百会、涌泉。

操作

1）**艾炷隔盐灸神阙**：擦净肚脐，以炒细盐将肚脐填平，上盖姜片，用大艾炷灸数壮，不计壮数，直至脉起肢温为宜。盐味咸入肾经，隔盐艾灸神阙可温补肾阳，能起到回阳固脱之效。

2）**重灸气海、关元**：将红枣大小的艾炷置于以上穴位，连续施灸，不计时间与壮数，以脉起肢温，面色红润为度，以回阳固脱为主要治疗原则。重灸由于时间长，艾炷用量大，对穴位刺激力较大，回阳救逆之功效更为显著。但应注意保持所灸穴位不起泡。

3）内关、百会、涌泉：采用毫针刺法，按常规操作。

方义：神阙、气海、关元均位于人体的腹部，属任脉经穴（任脉为阴脉之海），是治疗虚脱的主要腧穴，灸之可从阴救阳。神阙为生命之根蒂，真气所系，重灸能回阳益气；关元为任脉与足三阴经之会穴，又为命门真阴之所在，重灸能补益元气，回阳固脱；气海为人体之气汇聚之处，重灸可补阴回阳固脱，以挽救垂危之阳。内关为心包经络穴，针刺内关可调心气，促进气血运行，有助于通脑络复脑神；百会为督脉穴位，可醒脑调神；涌泉可开窍醒神，用以治疗神昏。

（2）中药内治

治则：脱证的治疗以固脱扶正、治本为主，可用大剂参附汤加减益气回阳固脱。脱证发生后宜辨证分清是阳脱，还是阴竭，或是阴阳俱脱。阳脱以参附汤为主；阴竭以地黄饮子滋养真阴为主；阴阳俱脱则以参附汤酌情配合生脉散为主。

方药

1）**参附汤加减：**人参 60g（另煎），制附子 10g（先煎），干姜 15g，大枣 10 枚。

2）参附汤加减：人参 15g（另煎），制附子 10g（先煎），五味子 8g。

处方加减：汗出不止，加黄芪、山茱萸、龙骨、牡蛎敛汗固脱；冷汗如油，加麦冬益津育阴。

常用药物分析：人参大补元气，制附子扶阳固脱；干姜通心助阳，与附子同用，能辅助附子增强回阳救逆之功效；大枣补益营血，防汗多伤营；五味子收敛耗散之气。

中成药：参附注射液，静脉推注，一次 5～20ml，用葡萄糖注射液 20ml 稀释后使用；或参附注射液，静脉滴注，一次 20～100ml，用葡萄糖注射液 250～500ml 稀释后使用。

附：地黄饮子加减。组成：熟地黄 15g、山茱萸 12g、五味子 6g、麦冬 12g、石斛 6g、石菖蒲 10g、远志 12g、茯苓 15g、巴戟天 12g、肉苁蓉 12g、制附子 6g（先煎）、肉桂 8g、薄荷叶 6g（后下）、生姜 3 片、大枣 3 枚。

【注意要点】

1）中风脱证多为急性发作，应抓紧时间，立即抢救，进行针灸施治。但在针灸施治中，应忌针刺水沟、十宣、十二井等穴，以防加速虚脱。

2）中风之脱证为难治，在中医处方中应禁服牛黄、麝香、琥珀、雄黄、朱砂之类药物。

3）对津亏血虚，大便燥结的患者，应以养血润泽为主，慎用通导药。

4）对津液衰亡、阴虚汗出、小便短少的患者，汗出止则小便自能行，应禁用利小便药。

5）地黄饮子之方剂，药味虽燥润结合，温而不燥，但毕竟偏于温补，若由气火上升，肝阳偏亢，突然舌强足痱者，则不宜使用。

（二）中经络

1．针刺疗法

主要症状： 半身不遂，肢体麻木，手足拘急，口舌㖞斜，语言不利，或兼见头痛目眩，苔腻或黄腻，脉多弦滑。

治则： 息风通络，调理气血。取督脉及患侧阳经腧穴为主，针刺用平补平泻法。或左右交叉平刺，健侧可先刺，患侧后刺。

主穴： 百会、风府、通天、合谷。

随证配穴： ①脉络空虚，风邪入中：配风池、曲池、太冲、太溪、膈俞、肾俞。风池可加强主穴风府、百会的祛风醒神开窍之力，曲池解表祛热，太冲、太溪滋阴潜阳，膈俞、肾俞养血和营。②风阳上扰：配太冲、风池、太溪、三阴交。风池、太冲以平肝息风，太溪益肾阴以涵木，补三阴交育阴以潜阳。③痰热腑实：配内庭、丰隆、曲池、大椎清热化痰。④风痰阻络：配丰隆、风池、阴陵泉、中脘以健脾利湿消痰。⑤阴虚风动：配风池、太溪、悬钟、阳陵泉、曲泉、阴谷。风池平肝息风，太溪滋补肾阴，悬钟养血和髓，曲泉、阴谷补肝肾之阴，阳陵泉疏肝养筋。⑥气虚血瘀：配气海、足三里、血海以补气祛瘀。

随症配穴：①口角㖞斜：配颊车、地仓、太冲。②心烦易怒：配大陵、太冲、太溪以清泄气火，益阴降火。③头晕：配风池、天柱、完骨。④语言謇涩：配哑门、廉泉、通里。⑤复视：配天柱、风池、球后、睛明。⑥上肢不遂：配曲池、肩髃、合谷、手三里。⑦肢体拘挛：肘部配曲泽，腕部配大陵，手指屈伸不利配腕骨。⑧下肢不遂：配阳陵泉、阴陵泉、环跳、风市、太冲、解溪、足三里。⑨足内翻：配丘墟透照海。⑩便秘：配支沟、天枢、丰隆。⑪尿失禁、尿潴留：配曲骨、中极、关元。

操作：百会直刺；通天逆经平刺；风府向下颌方向缓缓直刺，切不深刺，针尖不可向上，以免刺入枕骨大孔，而误伤延髓，针刺风府时，患者宜伏案正坐，头微前倾，项肌要尽量放松。

方义：中风在脑，脑为元神之府，督脉为阳脉之海，督脉入络脑，百会位于头顶，所在的督脉总督人体一身之阳，并内络脑窍，可通天气。取百会、风府配通天以息风通络，醒脑开窍，且风府配合通天，具缓解语言不利之功。合谷为手阳明大肠经之原穴，长于清泻阳明之郁热，疏解面齿之风邪，通调头面之经络，是治疗头面五官各种疾患之要穴，又善息风镇痉，醒脑开窍。综上，治疗时取阳经穴位为主，用以疏通上下经络，调和全身气血。

2. 灸法

（1）主症：上肢瘫痪。

取穴：曲池，肩髃，合谷，外关，手三里。

操作

1）**艾炷灸：**取如黄豆或枣核大小艾炷对以上穴位进行无瘢痕灸，每穴每次灸 7～10 壮，每日或隔日 1 次，10 次为 1 个疗程。

2）**艾炷发疱灸：**取麦粒大小艾炷在曲池、肩髃、合谷、外关、手三里穴上施灸，待艾炷燃至 1/2，局部有烧灼感时，立即用指压熄灭艾炷，去掉艾灰，再换艾炷施灸，每穴每次灸 5～7 壮，数小时后局部发疱，不需处理，让其自行吸收。

（2）主症：下肢瘫痪（兼肢寒冷者）。

取穴：环跳，足三里，昆仑，太冲，阳陵泉。

操作

1）**艾炷灸：**取如黄豆或枣核大小艾炷对以上穴位进行无瘢痕灸，每穴每次灸 7～10 壮，每日或隔日 1 次，10 次为1个疗程。

2）艾炷隔姜灸：在穴位上放置姜片，取如黄豆或枣核大小艾炷对以上穴位进行隔姜灸，每穴每次灸5～7壮，每日或隔日1次，7次为1个疗程。

（3）主症：口眼㖞斜。

取穴：颊车，承浆，地仓，合谷，颧髎。

随证配穴：①眩晕：配百会，风池。②言语不利：配廉泉。③肢寒：配命门、肾俞。

操作：取如黄豆或枣核大小艾炷对以上每穴进行悬灸15～20分钟，或实按灸每穴灸10～15次，每日或隔日1次，10次为1个疗程。

3．中药内治 中风病中经络的治疗，应根据"辨证、辨经、辨病"和"急则治其标，缓则治其本"的施治原则，以扶正祛邪，推动经气运行为主，尽快改善脑部血液循环，增强脑部供氧，选择活血化瘀，祛风通络，养血和营，滋补肝肾的原则进行调治。

（1）风痰阻络

治则：息风化痰，活络祛瘀。

方药：半夏白术天麻汤加减。

处方：半夏12g，白术10g，天麻15g，陈皮10g，茯苓12g，生姜6g，甘草10g，胆南星30g，丹参30g。

方解：本证多由脾失健运，湿聚成痰，引动肝风，形成风痰上扰所致，治宜化痰息风，活络祛瘀。方中半夏善于燥湿化痰，治痰厥头痛，天麻平肝息风，为治风痰要药，共为主药；白术、茯苓健脾祛湿，以治生痰之源，为辅药；胆南星增强化痰息风之效，陈皮理气化痰，使气顺痰消；丹参以活血凉血见长，又能养血安神；甘草、生姜调和脾胃，共为佐药。

处方加减：痰多欲呕者，加橘红、白豆蔻；胸闷脘痞者，加瓜蒌、薤白、枳实；腹胀纳呆者，加神曲、砂仁、麦芽。

（2）风阳上扰

治则：平肝息风，滋阴潜阳。

方药：镇肝熄风汤加减。

处方：怀牛膝 15g，代赭石 30g（先煎），生龙骨 15g（捣碎），生牡蛎 15g（捣碎），生龟甲 15g（捣碎），生白芍 15g，玄参 15g，天冬 12g，川楝子 9g，麦芽 10g，茵陈 6g，甘草 6g。

方解：方中重用牛膝引血下行，折其亢阳；代赭石重镇降逆，平肝潜阳；龙骨、牡蛎、龟甲潜阳息风；玄参、天冬、白芍滋养阴血，柔肝息风；茵陈、川楝子、生麦芽舒畅肝气，以利于平降肝阳；甘草和胃调中。诸药合用，镇肝息风，标本兼治。本方是类中风的常用方，本方应用时临床以头目眩晕、脑中热痛、目胀耳鸣、面色潮红、脉弦长有力为辨证要点。

处方加减：头痛较重者，加羚羊角、夏枯草或石决明以清息风阳；心烦燥热者，加黄芩、生石膏以清热除烦；失眠多梦者，加夜交藤、珍珠母以镇静安神；痰热壅盛者减龟甲，加竹沥、川贝或胆南星以增强清热涤痰之功效；便溏者，减代赭石，加山药；若头脑热痛较剧，眼觉胀痛者，可加夏枯草、钩藤、菊花等。

（3）痰热腑实

治则：化痰通络，清热通腑。

方药：涤痰汤加减。

处方：姜半夏12g，胆南星30g，陈皮10g，枳实12g，茯苓15g，竹茹15g，石菖蒲12g，全瓜蒌30g，大黄10g，芒硝9g，厚朴12g，甘草9g。

方解：本方临床上多用于治疗中风痰迷心窍，舌强不能言语的证候。方中姜半夏、胆南星、枳实涤痰化饮，理气而破痰结，扫除病邪以治其标；厚朴、大黄、芒硝涤腑热，通大便消腹胀；枳实破气消积，化痰散痞；全瓜蒌清肺化痰，利气宽胸兼润肠通便；竹茹清热化痰；茯苓、陈皮渗湿燥土，以祛生痰之源治其本；石菖蒲直走心经，具清宣醒神开窍之效；甘草调和诸药。本方临证应用时应注意防止泻下太过，通腑泻热应中病而止，以免损脾伤阳。

处方加减：头晕眩者，加天麻、钩藤、菊花以息风清热；舌謇，言语迟缓者，加石斛、远志以宣窍养阴；舌红而烦躁不安者，加黄芩、生地、麦冬、夜交藤以养阴安神。

五、中风恢复期的治疗

中风病情已稳定时，应根据"急则治其标，缓则治其本"的原则，恢复期的治疗以扶正祛邪，活血化瘀、通经活络为首要。通过"补下清上法"，以养血和营、滋补肝肾之阴于下，兼以祛风通络、清心肝之阳于上，同时还须结合兼症进行辨证施治。

（一）针灸治疗

中风恢复期的针灸治疗取穴如下。

主穴

头部：百会、前顶、后顶、风池、通天、风府。

上肢：合谷、腕骨、曲池。

下肢：三阴交、足三里、悬钟、昆仑、太冲。

口眼㖞斜：风池、完骨、颊车、牵正、四白、翳风、地仓。

随证配穴：①兼有阳虚者：加百会、关元、气海、天窗，用灸法。②面瘫重者：加地仓、颧髎、牵正。③痰重夹湿者：加天枢、中脘、气海、章门等穴。④神志失常者：加本神、神庭。⑤四肢拘急者：加曲泉透阴谷、曲池透曲泽。⑥手指浮肿者：加足临泣、偏历。⑦摇晃者：加脑户、脑空、申脉等穴。⑧伴有肩周炎者：加肩四针（肩髃、肩髎、肩前、肩后）。

操作：百会、通天、前顶、后顶、腕骨、三阴交、足三里、太冲、悬钟均用针刺补法；风府、风池、曲池、昆仑、合谷均用针刺泻法；其余穴位按照常规操作。

针对中风恢复期的治疗，经过笔者长期的临床实践，对于以下证型，采用针药并治，往往能取得较好的临床效果。

（二）针药并治

1. 辨证治疗

（1）气虚血瘀

主症：半身不遂，肢软无力，手足浮肿，肩、臂、下肢痛或患肢欠温，口呱语謇，纳呆，神疲气短，或大便无力，小便频，面色黄，舌质淡或嫩红，舌苔薄白，脉沉细、细涩或结代。

治则：通经活络，补气活血。

1）**针灸治疗：**人中、百会、气海、内关、风府、中脘、三阴交、足三里，可取双侧。内关、气海均使用针刺热补法；其他穴位按常规操作，以针感酸胀为度。

2）**中药内治**

方药：补阳还五汤加减。

处方：黄芪 60g，当归 12g，川芎 12g，赤芍 12g，桃仁 12g，红花 12g，地龙 8g，丹参 15g，鸡血藤 15g，炒杜仲

12g，木瓜 15g，怀牛膝 12g，炙甘草 6g。

（2）心脾两虚，气血亏损

主症： 肢体瘫痪，血压偏低，神志清楚，精神委顿，少气懒言，饮食欠佳，自汗，舌质淡，苔薄，脉迟缓无力或细弱。

治则： 调补气血。

1）**针灸治疗：** 气海、足三里（双）、三阴交（双）、关元、内关。

2）**中药内治**

方药： 归脾汤加减。

处方： 白术 15g，黄芪 20g，茯苓 15g，当归 15g，熟地 15g，党参 20g，远志 15g，木香 12g，龙眼肉 15g，酸枣仁 12g，炙甘草 8g，生姜 3 片，大枣 2 枚。

（3）血瘀阻络

主症： 半身不遂，手足麻木，口舌㖞斜，语涩不利，面红目赤，烦躁不安，小便短，大便干，口苦，舌质红或红绛，舌苔黄腻，脉弦数或弦滑。

治则： 清热育阴，活血化瘀。

1）**针灸治疗：** 百会、风府、水沟，手足十二针（曲池、内关、合谷、阳陵泉、足三里、三阴交）。针刺以针感酸胀感较强为度。

2）中药内治

方药：虎潜丸加减。

处方：熟地15g，龟甲15g（先煎），黄柏12g，知母12g，白芍12g，陈皮12g，石斛12g，怀牛膝12g，当归12g，生龙骨20g（先煎），生牡蛎20g（先煎），红花12g，桃仁10g，狗骨15g（先煎），丹参12g。

（4）脾胃虚弱，浊痰不化

主症：肢体瘫痪或半身不遂，肢体紫黯而冷，倦怠懒言，嗜睡，言语不清，痰多而黏，食少，大便溏稀，舌质胖，舌苔浊腻，脉缓滑。

治则：调养脾胃，宣肺化痰。

1）**针灸治疗**：中脘、胃俞、脾俞、太冲、丰隆、合谷、风池。

2）**中药内治**

方药：半夏白术天麻汤加减。

处方：天麻12g，钩藤12g，白术12g，橘红12g，胆南星6g，瓜蒌12g，菊花12g，砂仁12g，丹参15g，当归12g，玄参12g，麦冬12g，生地12g。

（5）气逆上呛，咽膈痰阻

主症：饮水上逆，吞食上呛，吞咽困难，或时有呼吸不利。

治则：降逆益气，豁痰开窍。

1）**针灸**：风府，完骨，风池，天突，翳风，扶突，廉泉。

2）中药内治

方药：半夏白术天麻汤加减。

处方：法半夏 12g，炒白术 12g，天麻 12g，胆南星 5g，制香附 12g，丹参 15g，赤芍 12g，白芍 12g，鸡血藤 12g，毛冬青 12g，络石藤 12g，酒大黄 8g（后下）。

2．中药治疗研究进展

近年来，应用活血化瘀中药治疗脑血管病取得了很好的成效。中风，尤以缺血性脑中风多属气血瘀阻或气虚血瘀，治宜行气活血或补气活血。行气活血常用川芎、当归、红花、桃仁、乳香、没药、牛膝、丹参等，配以通络止痛或散寒止痛药，如华佗再造丸。补气活血常用活血药配补气的人参、黄芪等，通过补气以促进血行，如补阳还五汤等。研究表明，补阳还五汤具有改善微循环、增加脑血流量、降低血黏度、抑制血小板聚集、抗血栓形成的作用。不同复方各有药效特点，临床应结合具体证候加以选用，以期提高治疗效果。

3．中成药治疗

（1）脑安片、脑血康胶囊：具有平肝息风、活血化瘀、通络醒脑之功，适用于中风属于肝肾阴虚、风阳上扰之证。

（2）补阳还五口服液（或颗粒剂）、**消栓再造丸**、**脑得**

生片：适用于中风属于气虚血瘀、经脉阻滞之证。

（3）**大黄䗪虫丸**：适用于出血性中风，每次 1 丸，每日 2 次。

（4）**偏瘫复原丸、消栓再造丸**：适用于缺血性中风，每次 1 丸，每日 2 次。

（5）**华佗再造丸**：用于瘀血、痰湿阻络的中风恢复期，每次 4～8g，每日 2～3 次。

（6）**参七脑康胶囊**：用于缺血性脑中风恢复期，症见半身不遂、舌强言謇、手足麻木等，每次 4 粒，每日 3 次。

（7）**大活络丸**：主要用于中风偏瘫，每次 1 丸，每日 1～2 次。

（8）**人参再造丸**：用于中风恢复期，半身不遂，手足麻木等，每次 1 丸，每日 2 次。

（9）**中风回春片**：用于出血性中风、缺血性中风恢复治疗，每次 4～6 片，每日 3 次。

六、中风后遗症的治疗

中风病无论是中脏腑还是中经络，留有的后遗症大致相同，只是病情轻重有别，故在针灸治方法上没有很大的差异。中风经过救治 6 个月以后，仍遗留程度不同的偏瘫、麻木，或单侧肢体活动不利，或肢体瘫痪，或四肢强痉拘挛等。中风偏瘫的症候群是以半身不遂为主症，口眼㖞斜、口角流涎、言语不利，吞咽困难或发呛，有的还留有意识障碍，以及精神症状。对中风后遗症，应及时抓紧时机给予对症治疗。临床所见的中风偏瘫患者，缺血性中风（脑血栓形成、脑栓塞）与出血性中风（脑出血、蛛网膜下腔出血）的比例约为 7 : 1，以缺血性中风患者居多。

（一）针刺疗法

中风后遗症（偏瘫）临床表现：半身不遂，肢软或麻木，或肢体僵硬拘挛，口眼㖞斜，舌强言语不利等。

治则：不管何种原因所导致中风后遗症，脏腑功能必受损，正气不足，气阴两虚。在治疗上以恢复肢体及语言功能为主，主要以补气通络、调和气血、活血化瘀为治疗原则。

取穴：百会、印堂、人中、合谷、风池、太冲、太溪、丰隆、足三里、三阴交，同时选取偏瘫侧肢体局部穴位治疗。

随证配穴：①神志模糊：加涌泉。②口角㖞斜：加地仓、颊车、承浆。③言语謇涩：加廉泉、哑门、天突、通里、风府，或玉液、金津点刺放血；如顽固性语言障碍：可用三棱针点刺玉液、金津放血，并对廉泉、上廉泉、哑门行齐刺法。④吞咽发呛：加翳风、听宫。⑤上肢不遂：加曲池、手三里。⑥手指屈伸不利：加合谷透后溪、中渚。⑦下肢不遂：加绝骨、阳陵泉、昆仑。⑧中气不足：加气海、关元。⑨头晕目眩：加风府。⑩如偏瘫并伴肢体浮肿：可用三棱针局部点刺放血后加拔火罐。

方义：人中、百会、印堂均为督脉要穴，可通脑络，调脑神；合谷、丰隆化痰息风；风池为胆经穴，可疏通肝胆经络之气血，清肝泻胆，平肝息风；三阴交、太溪滋补肝肾；太冲为肝经原穴，有平肝降逆之效；足三里疏通肢体经络；取偏瘫侧肢体局部穴位以加强局部气血运行，通经活络。

（二）灸法

取穴：地仓、肩髃、颊车、环跳、曲池、足三里。

艾炷灸：取如黄豆或枣核大小艾炷对以上穴位进行施灸，每穴每次施灸 3 ～ 5 壮，每日或隔日 1 次，5 次为 1 个疗程，再灸时要避开原穴。以疏通经络为主要治疗原则。

随证配穴：①上肢瘫痪：加合谷、外关、手三里。②下肢瘫痪：加阳陵泉、昆仑、太冲。③口角㖞斜：加合谷、承浆、颧髎。④言语不利：加廉泉。⑤眩晕：加百会、风池。⑥肢寒怕冷：加肾俞、命门。

（三）中药内治

中风后遗症仍见口眼㖞斜，语言不利，半身不遂等症，应根据患者症状辨别风、火、痰、瘀的偏盛及元气虚衰等不同情况，随证施治。

1．元气虚衰

症状： 多有面色㿠白神疲，心悸气促，舌喑难言，舌淡红，脉弦细。治宜滋阴助阳，补益元气。

方药： 地黄饮子加减。

处方： 熟地 15g，巴戟天 12g，山茱萸 12g，制附子 8g（先煎），五味子 6g，肉桂 8g，茯苓 15g，麦冬 12g，石菖蒲 10g，远志 12g，肉苁蓉 12g，石斛 12g，黄芪 15g，天竺黄 10g，胆南星 5g。

2．气虚血滞

症状： 半身不遂，口眼㖞斜，肢软或麻木，手足肿胀，气短乏力，心慌心悸，面色㿠白，口角流涎，舌质黯淡，苔或薄白或白腻，脉细沉。治宜补气活血，活络通经。

方药： 补阳还五汤加减。

处方： 黄芪 60g，当归 12g，川芎 12g，赤芍 12g，桃仁 12g，红花 12g，地龙 8g，丹参 15g，鸡血藤 15g，杜仲 12g，木瓜 15g，怀牛膝 12g，炙甘草 6g。

3．痰热较盛

症状： 兼有四肢麻木，言语謇涩不利，口舌㖞斜，痰多黄稠，舌黄厚腻，脉滑。治宜清热涤痰为主。

方药： 涤痰汤加减。

处方： 姜半夏 12g，胆南星 30g，陈皮 10g，枳实 12g，茯苓 15g，竹茹 15g，石菖蒲 12g，全瓜蒌 30g，大黄 10g，芒硝 9g，厚朴 12g，甘草 9g。

4．风痰阻络

症状： 中风不语，或偏身麻木，舌强语謇，口眼㖞斜，头晕目眩，脘腹胀满，便秘，痰多，舌质黯红，苔厚腻，脉弦滑，或弦滑而大。治宜祛风化痰，通经活络。

方药： 牵正散加减。

处方： 制白附子 10g（先煎），僵蚕 12g，全蝎 10g，炙黄芪 15g，当归 12g，丹参 15g，生地 12g，炙甘草 12g。

5．阴虚风动

症状： 半身不遂，口舌㖞斜，语言謇涩，兼见肢体麻木，手足拘挛或瞤动，眩晕耳鸣，咽干口燥，五心烦热，潮热颧红，舌红，苔少，脉细数。治宜滋补肝肾，养阴息风。

方药： 地黄饮子加减。

处方： 熟地 15g，巴戟天 12g，山茱萸 12g，制附子 6g（先煎），五味子 6g，肉桂 8g，茯苓 15g，麦冬 12g，石菖蒲 10g，远志 12g，牛膝 12g，钩藤 15g，龟甲胶 12g（另烊化）。

（四）外治法（半身不遂）

1．熏脐法 用中药降香5g、枯矾12g、银珠9g、艾绒60g共研细末，用皮纸制成熏脐灸条，熏灸脐部，早晚各1次，盖被微汗。

2．药液熏蒸 中药川芎、红花、川乌、花椒、麻黄、桂枝、伸筋草、透骨草、丝瓜络、威灵仙、松节、桑枝、络石藤、独活、牛膝、五加皮，用布袋将以上药物装入扎紧，放入锅中煮沸（第1次煎煮的时间宜长一点，让药物的有效成分煎煮出来），然后将药液倒入盆中，将患肢放在盆上熏蒸15～20分钟，待药液温度下降至适宜温度后亦可将患肢浸泡在药液中，药液可反复使用多次，用时再加热。

3．中药外敷 可将川芎、红花、川乌、花椒、麻黄、桂枝、伸筋草、透骨草、丝瓜络、威灵仙、松节、桑枝、络石藤、独活、牛膝、五加皮等中药研成细末，用捣烂的葱汁或芝麻油调和，做成饼状，约半寸厚，敷于患肢，用纱布固定，要注意避风。一般每3日1次，5～7次为1个疗程。

七、注意要点

1. 针灸治疗中风临床疗效满意，尤其对语言、吞咽、肢体运动等功能的康复具有较好的促进作用，发病后越早进行针灸，效果越好。

2. 针灸治疗期间，应经常按摩患肢，要积极进行主动或被动运动，以防肌肉萎缩；对卧床时间较长的患者，每天应经常按时助其翻身，以防发生褥疮。

3. 中风患者应保持大便通畅，因便秘有可能诱发再次中风。

八、预防与保健

中风的发病来势凶猛，一经发病，重者危及生命，有的虽因抢救及时挽回了生命，但总难免会留下一些后遗症，给个人和家庭带来一定的痛苦和困难，因此，如何加强防范，更应引起人们的重视和关注。

（一）针灸预防

1. 关元穴百日灸 老年人每年进入冬季后，应积极预防，选关元穴每次行温和灸 10 ~ 15 分钟，以灸至局部红润为度；或用雀啄灸法，每日雀啄灸 1 次，以施灸处感觉有烫（微痛）为 1 壮，每日可灸 10 壮。关元穴为任脉、肝经、脾经、肾经之会穴。灸关元穴具有补脾益肝、健脾止泻的作用，可起到降血压、预防中风以及抗衰老的功效。

2. 艾灸绝骨、涌泉、足三里穴 对绝骨、涌泉、足三里施行艾灸，每次灸 10～15 分钟，每日 1 次，10 次为 1 个疗程。灸完 1 个疗程之后，休息 3～7 日再灸第 2 个疗程。此法适用于年过 50 岁，且经常发生头痛头晕、手指麻木、肌肉跳动等"中风先兆"症状者。

（二）保健预防

1. 及时治疗诱发中风的疾病 中老年人患者对于可能引起中风的疾病，如动脉粥样硬化、糖尿病、冠心病、高脂血症、高黏血症、肥胖病、颈椎病等应及早寻求治疗。高血压是导致中风发生的常见危险因素，也是预防中风的一个中心环节，高血压患者应有效地控制血压，坚持长期服药，并长期观察血压变化情况，以便及时处理。中老年人患者也可根据自身体质情况选用有辅助正气、调整阴阳作用的药物，增强机体抗病能力，防止中风的发生。

2. 重视对中风先兆症状的治疗 中老年人应善于观察和认识中风先兆症状，注意头晕、头痛、肢体麻木、昏沉嗜睡、发作性语言不利、肢体痿软无力、性格反常等先兆中风现象。一旦出现中风先兆症状，应及时到医院进行诊治，这是做好中风预防工作的重要内容。

3. 注意生活起居，消除中风的诱因 中老年人要根据自己体质强弱的不同，加强锻炼，增强体质，保精养生，使元气充盛，脏腑功能活动正常，保持旺盛的精力。注意节制情欲，调节情志，避免情绪波动过大、过度疲劳、用力过猛等。要注重心理健康，保持精神愉快，情绪稳定。提倡健康的生活方式，倡导规律的生活作息，保持大便通畅，避免因用力排便而使血压急剧升高，引发脑血管病。

中老年人应逐步适应环境温度，室内使用空调温度不宜过高，避免从较高温度的环境突然转移到温度较低的室外（特别是老年人），外出注意保暖。有过中风史的患者还要注意走路时多加小心，防止跌跤。此外，在日常生活中，注意起床或低头系鞋带时动作要缓慢，洗澡时间不宜过长等。

4．调理饮食结构 饮食宜清淡，以低盐、低脂肪、低胆固醇为宜，可适当地多食用豆制品、蔬菜和水果，戒除吸烟、酗酒等不良习惯。饮食不宜过量，对膏粱厚味及辛辣刺激性食物要加以限制。每周至少吃 3 次鱼，尤其是富含 ω-3 脂肪酸的鱼类，或者服用深海鱼油。ω-3 脂肪酸能够调节血液的状态，使血液较不容易形成凝块，进而防止脑梗死。

5．注意饮食营养 根据中风患者的病情轻重，依照有无并发症，能否正常饮食，消化吸收功能、体重、血脂、血糖、电解质等因素，提出不同的饮食营养治疗方案。在急性期饮食治疗的目标主要是让患者能度过危急阶段，为身体恢复创造条件。对于恢复期患者，应提出合理的饮食建议，纠正营养不足或营养失调，促进机体恢复，防止复发。

（1）重症患者的饮食治疗：重症或昏迷患者在发病的

2～3天之内如有呕吐、消化道出血者应禁食，从静脉补充营养。3天后开始鼻饲，为适应消化道吸收功能，开始的几天内以米汤、糖水为主，每次200～250ml，每天4～5次。在已经耐受的情况下，给予混合奶，以增加热能、蛋白质和脂肪，可用牛奶、米汤、蔗糖、鸡蛋、少量植物油等。对昏迷时间较长，又有并发症者，应供给高热能、高脂肪的混合奶，保证每天能有蛋白质90～110g，脂肪100g，碳水化合物300g，总热能10.46MJ（2 500kcal），总液体量2 500ml，每次300～400ml，每天6～7次。鼻饲速度宜慢，防止反流到气管内。必要时可选用匀浆饮食或要素饮食。

（2）一般患者饮食治疗： 热能可按125.52～167.36kJ（30～40kcal）供给，体重超重者适当减少。动物蛋白质不低于20g/d，包括含脂肪少的而含蛋白质高的鱼类、家禽、瘦肉等，豆类每天不少于30g。脂肪不超过总热能的30%，胆固醇应低于300mg/d。应尽量少吃含饱和脂肪酸高的肥肉、动物油脂，以及动物的内脏等。超重者，脂肪应占总热能的20%以下，胆固醇限制在200mg以内。碳水化合物以谷类为主，总热能不低于55%，要粗细搭配，多样化。限制食盐的摄入，每天在5g以内，但使用脱水剂或利尿剂时，可适当增加。为了保证能获得足够的维生素，每天应供给新鲜蔬菜400g以上。进餐应定时定量，少量多餐，每天4餐，晚餐应清淡易消化。

6．注意防止再次发生中风 一旦发生中风后，脑血管病患者，尤其是缺血性脑梗死后遗症患者，可再次甚至反复发生中风，致使病情不断加重，故应加强预防，减少疾病复发。对高龄老人，常有指端不时发作麻木和头晕、舌强等现象，应注意这是中风的先兆，可内服人参再造丸，或外取曲池、风池、百会针刺，并常灸足三里进行预防。

九、病案例举

病案一

林某，男，56岁，工人。初诊时间：2009年12月5日。

患者在上班工作中突发头痛、头晕、欲呕，舌强，语言謇涩，随后出现右半身不遂。经某医院抢救，CT显示脑部左侧内囊出血，出血量约30ml，诊断为中风（中经络），住院治疗40多天，好转出院。现右侧肢体无力，右手臂内收挛急，饮食差，语言謇涩，脘腹胀满，大便干燥。

检查：舌质黯，苔黄而干，脉细而微弦。

中医诊断：中风（中经络）。

辨证：心肝火旺，脾肾虚亏。

治则：益气活血，补上清下。

治疗

1. 针灸治疗

取穴：曲池、合谷、神庭、本神、前顶、后顶、阳谷、列缺、通天、三阴交、足三里、太冲、金津、玉液、内庭。

操作：取仰卧位，先进行穴位常规消毒，用26、28号0.5～3寸毫针，合谷、阳谷、曲池、内庭、太冲穴用泻法，三阴交、足三里用补法；金津、玉液三棱针点刺放血，每周2次，要求出血以色鲜不黯为度；余穴用徐捻轻压针法。留针30分钟，每日1次，每次取5～6个穴位，上下搭配，以患侧为主。

治疗7次后，患者肢体功能明显恢复，已能独自行走数米，但体力不支，气短乏力，仍需人陪护，语言不利，口干少津，大便仍干燥。舌质黯红，苔黄，脉细沉。故针灸治疗去掉金津、玉液放血，按照前法每次取5～6个穴位，每日1次，上下搭配，以患侧为主。并用配合运用中药益气活血，滋阴清热。

2. 中药内治

处方：党参15g，当归12g，川芎9g，生地15g，白芍15g，麦冬12g，五味子9g，葛根15g，肉苁蓉10g，桃仁10g，牛膝12g，茯苓9g，丹参12g，石菖蒲10g，郁金9g。每日1剂，水煎服，早晚各1次。10剂为1个疗程。

中药随证加减共服20剂之后，患者精神好转，吐词较前流利、清楚，口不干，大便通畅。按上法继续针灸，服用中药，前后共治疗5周，诸证明显好转。患者能握拳伸指，生活基本自理。继续按上法用针灸配合中药治疗，巩固治疗3周后，患者病愈。随访3个月，未见复发。

病案二

周某，男，59岁。初诊时间：2010年1月5日。

患者有高血压病史8年。1个月前突然出现左侧肢体半身不遂，遂入某医院急诊。CT显示脑部出血量30ml，诊断为"脑出血"，住院治疗30余日后好转出院。现左侧肢体半身不遂，意识清楚，语言謇涩，流涎，纳差，嗜睡，畏寒怕冷，小便较少，大便难解而费力。

检查：血压140/90mmHg。口角向右歪斜，左侧鼻唇沟变浅，左上肢肌力4级，左下肢肌力4级，巴宾斯基征（-）。舌质红，苔淡黄，脉沉弦细。其他体征及病理反射未见异常。

中医诊断：中风。

辨证：内热阴虚，脉络瘀阻。

治则：滋阴清热，活血化瘀。

治疗

1. 针灸治疗

取穴：取风池、肩髃、曲池、外关、合谷、环跳、血海、委中、丰隆、足三里、阳陵泉、悬钟、太冲穴。

操作：取仰卧位，先进行穴位常规消毒，用26、28号0.5～3寸毫针，除合谷、太冲穴用泻法外，余穴用徐捻轻压针法，留针30分钟，每日1次，每次取5～6个穴位，上下搭配，以患侧为主。

2．中药内治

处方：黄芪15g，党参12g，当归12g，川芎10g，鸡血藤12g，红花10g，桃仁12g，生地15g，赤芍15g，地龙10g，黄连10g。10剂，每日1剂，水煎服，早晚各1次。10剂为1个疗程。

中成药：大黄䗪虫丸，每次1丸，每日2次，服用10天。之后改用六味地黄丸和补中益气丸。

治疗2周后，患者语言謇涩大有好转，唯吐字仍不大清楚，流涎基本消失，肢体活动明显改善，自觉有力，手能持物，在搀扶下已可行走。经5周治疗后，患者自我感觉良好，瘫痪症状及体征基本消失，功能恢复，生活自理，结束治疗。1个半月后复查，口角不歪，伸舌居中，四肢肌张力不高，左上、下肢肌力5级，巴宾斯基征（+），患者病愈。

注意事项：患者在治疗期间忌鸡、鹅、鲤鱼、烟酒、生冷油腻厚味及其他辛辣发物。可配合使用活血化瘀、平肝补肾类中成药如血栓心脉宁片、银杏叶片、六味地黄丸。患者要自行坚持功能锻炼。

家用保健治疗仪，集现代电子技术、针灸治疗、中药治疗为一体，它通过红外线输出与低频脉冲涨落、中药协同作用于病变组织和穴位，使其产生有节奏的被动性收缩与舒张，进而扩张毛细血管，舒张肌肉，加速血液循环和新陈代谢，促进功能恢复。中风偏瘫后，患肢对针感反应较为迟钝，一般治疗难以达到激发经气的效果，而通过体针治疗配合使用家用保健治疗仪，可加强对患者腧穴及经络的刺激，使其得气的强度远远超过了单纯针刺的得气强度，脉冲电流刺激代替了留针时每隔几分钟需行捻针的过程，避免行捻针手法时频率与强度的太过与不足，使治疗达到适宜的刺激量，治疗效果较为满意，并能减少患者对针灸治疗的恐惧感。

病案三

肖某，女，53岁，干部。初诊时间： 2011 年 11 月 25 日。

患者有高血压病史数年，血压不稳定，血压最高时为 180/120mmHg，晚上如厕起立时突感头目晕眩，顿时仆倒在地，左侧上、下肢不能活动，随即口眼㖞斜，流涎不止，语言謇涩，急送医院抢救，被诊断为"脑出血"。住院治疗 50 多天病情好转出院。

检查： 左侧上、下肢瘫痪，肌力 3 级，神志清楚，语言不利，口眼㖞斜，伸舌偏左。舌质红，苔黄燥，脉弦滑。

中医诊断： 中风。

辨证: 肝风内动,阴虚阳亢。

治则: 平肝息风,滋阴潜阳。

治疗

1. 针灸治疗

取穴: 百会、合谷、风池、四神聪、太冲、太溪、内关、环跳、阳陵泉、三阴交、曲池、太阳、丰隆、悬钟。

操作: 取仰卧位,先对穴位区域进行常规消毒,用26、28号0.5 ~ 3寸毫针,四神聪点刺放血,除合谷、太冲穴用泻法外,余穴用徐捻轻压针法,留针30分钟,每日1次,每次取5 ~ 6个穴位,上下搭配,以患侧为主。

2. 中药内治

方药: 镇肝熄风汤加减。

处方: 怀牛膝15g,代赭石30g(先煎),生龙骨15g(先煎),生牡蛎15g(先煎),生龟甲15g(先煎),生白芍15g,玄参15g,天冬12g,川楝子9g,麦芽10g,茵陈6g,甘草6g。10剂。每日1剂,水煎服,早晚各1次。10剂为1个疗程。

中成药: 中风回春片,口服,每次4 ~ 6片,每日3次(脑出血急性患者忌服)。

经治疗3周后,患者精神好转,口㖞明显好转,流涎已止,语言吐词较流畅,左侧上、下肢肌力4级,肢体活动较前灵活,已可在家人搀扶下地慢慢行走。针灸治疗去掉四神聪点刺放血,余法同前。

经治疗 5 周后，患者肢体功能已恢复，伸舌大致居中，语言流畅，肌力 5 级，诸症消失，患者病愈。

病案四

秦某，男，59 岁，职工。初诊时间： 2012 年 12 月 20 日。

患者 10 个月前突发眩晕，出现右侧肢体活动不利，不能言语。在某医院用中西药物治疗 1 个月余，症状未见明显缓解。

检查： 右侧肢体活动不利，肌力 3 级，肌张力高，不能言语，舌体向左偏斜。舌质紫黯，苔少，脉沉细无力。

中医诊断： 中风。

辨证： 肝肾阴虚，瘀阻脑络。

治则： 滋肾养肝，活血通络。

治疗

1. 针灸治疗

取穴： 曲池、阳池、肩髃、肩髎、廉泉、哑门、风府、天突、三阴交、手三里、血海、悬钟、太溪、太冲、阳陵泉、阴陵泉、申脉、昆仑、梁丘。

操作： 取仰卧位，先对穴位区域进行常规消毒，以 26、28 号 0.5 ~ 3 寸毫针，用徐捻轻压针法，留针 30 分钟，每日 1 次，每次取 5 ~ 6 个穴位，上下搭配，以患侧为主。针对语言不利的症状，选哑门或风府穴开音，廉泉活络，加通里清心，三穴合用，具有开窍利舌之功。

2．中药内治

处方： 黄芪 15g，熟地 15g，茯苓 12g，怀山药 12g，山萸肉 12g，肉苁蓉 12g，仙灵脾 12g，何首乌 12g，女贞子 10g，丹皮 12g，泽泻 10g，丹参 15g，炙甘草 6g。每日 1 剂，水煎服，早晚各 1 次。10 剂为 1 个疗程。

针药并用，治疗 3 周后，患者右侧上、下肢肌力恢复至 4 级，右手能慢慢地屈曲但不能伸，能言语，但语言不清。同前法继续针药并治。治疗 5 周后患者右手指可伸，上肢稍有力，灵活度增加，语言不清大有好转。中药处方加川芎、牛膝、五加皮 12g，其他同前法不变，继续治疗。经过 1 个半月的治疗，肌力增至 5 级，右手能伸但不能握拳，语言流畅、清晰，病情平稳，结束治疗。

病案五

邓某，男，61 岁，退休工人。初诊时间： 2015 年 12 月 13 日。

患者 3 个月前突发呕吐、头痛头晕，之后出现言语不利，左上肢不能活动并伴有疼痛。在某医院用中、西药物治疗 1 个月余，语言仍欠流畅，左上肢活动不利，饮食尚可。

检查： 左上肢瘫痪，肌力 3 级，肌张力高，患侧手指关节僵硬不能张开，肿胀明显。神志清楚，语言不利，口角右偏。舌苔白，脉弦沉。

中医诊断：中风。

辨证：肝风内动，气血失调。

治则：疏通经气，调和气血。

取穴：八邪、听宫、阿是穴、肩髃、曲池、手三里、哑门、风府、廉泉。

操作：取仰卧位，先对穴位区域进行常规消毒，用26、28号0.5～3寸毫针，听宫予毫针施用补法，余穴用徐捻轻压针法，留针30分钟，每日1次。针对语言不利的症状，选哑门或风府穴开音，廉泉活络，加通里清心，三穴合用，具有开窍利舌之功。

十、名医经验——"醒脑开窍"针刺法

（一）"醒脑开窍"针刺法概述

"醒脑开窍"针刺法是国医大师、中国工程院院士石学敏教授1972年开创的治疗中风（脑卒中）的疗法。针对中风的基本病机"窍闭神匿，神不导气"确立了以醒脑开窍、滋补肝肾为主，疏通经络为辅的治疗法则。在针刺方法上，对组方配穴从进针方向、角度、深度以及手法和刺激量都制定了明确的规范化操作标准。在选穴上以阴经和督脉穴为主，非常强调针刺手法量学规范，在立法、治则和针刺手法上改变了历代针灸医家治疗中风病所沿用的以阳经穴为主、阴经穴为辅的学术思想和治疗方法。历经40多年的临床与基础研究，已经形成以"醒脑开窍"针刺法为主的中风病综合诊疗体系，被国家中医药管理局列为重点科研成果推广项目。

（二）"醒脑开窍"针刺法的规范化操作方法

"醒脑开窍"针刺法的规范化操作方法由三部分组成：①若干特定腧穴的有序组合形成严格的处方：②特定的手法量学标准：③处方的规范化加减。

1. 处方

（1）主方Ⅰ（即"大醒脑"）

主穴： 双侧内关（手厥阴心包经），人中（督脉），患侧三阴交（足太阴脾经）。

副穴： 患侧极泉（手少阴心经），患侧尺泽（手太阴肺经），患侧委中（足太阳膀胱经）。

配穴： 吞咽障碍加风池、翳风、完骨；手指握固加合谷透三间；语言不利加上廉泉，金津、玉液放血；足内翻加丘墟透照海。

（2）主方Ⅱ（即"小醒脑"）

主穴： 双侧内关，上星，透百会，印堂，患侧三阴交。

副穴及配穴：同主方Ⅰ。

"醒脑开窍"针刺法，一般指"大醒脑"。石学敏教授考虑到主穴中人中刺激量较大，长期使用将增加患者痛苦。印堂为经外奇穴（注：2006年发布的国家标准《腧穴名称与定位》将印堂从原来的经外奇穴归入督脉），历代被确立为醒神调神、宁心益智的重要腧穴，并且针刺印堂时患者感受到的痛苦较针刺人中时小，因此，石学敏教授在"大醒脑"基础上创立了"小醒脑"，适用于病情稳定、神志清醒的中风患者。一般在应用调神法之初首选"大醒脑"，而后与"小醒脑"交替使用。

2．操作

（1）**主方Ⅰ：**先刺双侧内关，直刺0.5～1寸，采用捻转提插相结合的泻法，施手法1分钟；继刺人中，向鼻中隔方向斜刺0.3～0.5寸，用重雀啄手法，至眼球湿润或流泪为度；再刺三阴交，沿胫骨内侧缘与皮肤成45°斜刺，进针1～1.5寸，用提插补法，使患侧下肢抽动3次为度。极泉，原穴沿经下移1寸，避开腋毛，直刺1～1.5寸，用提插泻法，以患侧上肢抽动3次为度；尺泽，屈肘成120°，直刺1寸，用提插泻法，使患者前臂、手指抽动3次为度；委中，仰卧直腿抬高取穴，直刺0.5～1寸，施提插手法，使患侧下肢抽动3次为度。风池、完骨、翳风均针向喉结，进针

2 ~ 2.5寸，采用小幅度高频率捻转补法，每穴施手法1分钟；合谷针向三间穴进针1 ~ 1.5寸，采用提插泻法，使患者第2指抽动或五指自然伸展为度；上廉泉针向舌根1.5 ~ 2寸，用提插泻法；金津、玉液用三棱针点刺放血，出血1 ~ 2ml；丘墟透向照海穴1.5 ~ 2寸，局部酸胀为度。

（2）主方Ⅱ：先刺印堂穴，刺入皮下后使针直立，采用轻雀啄手法（泻法），以眼球湿润或流泪为度；继选3寸毫针由上星穴刺入，沿皮刺至百会穴后，针柄旋转90°，转速120 ~ 160次/min，行手法1分钟；其他主穴、副穴、配穴手法同主方Ⅰ。

3．针刺顺序 "醒脑开窍"针刺法要求先针刺内关，这样可以及时保护心脏，加强心肌收缩力，增加心输出量及冠脉血流量，并为脑提供充足的血流灌注，延长机体对脑缺血耐受的时间；继针人中，通过对其分布区内面神经和三叉神经分支的刺激，兴奋被称为面部脑血管舒张中枢的蝶腭神经节以及三叉神经，以激发血管自身的调节作用，缓解收缩、痉挛的脑血管，改善微循环，舒张微血管以更好地接纳针刺内关作用下心脏供给的血液；同时针刺人中可兴奋脑神经元，激发中枢神经系统发挥复杂的整合作用，增加神经细胞对能量的利用和对各种损害的抵抗力，发挥脑保护的作用。可见，先针内关，再取人中，有其内在的规律性，针刺顺序不可错置。

4．治疗时间 每日针2次，每次30分钟，10天为1个疗程，持续治疗3～5个疗程。

5．后遗症及并发症的治疗处方

（1）后遗症治疗

1）口眼㖞斜：风池、太阳、颊车、四白、迎香、地仓、下关、合谷。刺络拔罐：选下关、颊车、四白。风池针尖刺向喉结，进针1.5～2寸，施捻转补法1分钟；太阳沿颧骨弓内缘进针3～3.5寸，透向颊车；迎香横刺或斜刺0.5～1.0寸，施捻转泻法；下关进针1.5寸，捻转泻法；地仓横刺3～3.5寸，透向颊车，地仓至颊车部1寸1针，深度0.3～0.5寸，施提插泻法；合谷捻转泻法。刺络拔罐，穴位常规消毒后用三棱针点刺3～5点，用闪火法拔罐，出血量5～10ml，隔日1次。

2）**失语**：风池、上星、百会、金津、玉液、廉泉、通里。风池刺法同前；上星平刺0.5～1寸，施平补平泻手法1分钟；百会斜刺0.3～0.5寸，施平补平泻手法1分钟；金津、玉液用三棱针点刺放血；舌面用2寸毫针点刺出血，廉泉直刺1～1.5寸，施合谷刺法，以胀感达舌根及喉咽部为度；通里直刺0.5寸，施捻转泻法。

3）**手指握固**：合谷、八邪、曲池、外关、肩髃。合谷针刺方向先透向大指，继透向三间处，施提插泻法，以患侧大指、次指抽动3次为度；八邪、曲池、肩髃刺法同前；外关直刺 1 ~ 1.5 寸，施提插泻法。

4）**上肢不遂**：风池、肩髃、极泉、尺泽、曲池、合谷、八邪、外关。风池、极泉、尺泽刺法同前；合谷针刺方向先透向大指，继透向三间处，施提插泻法，以患侧大指、次指抽动 3 次为度；八邪直刺 0.5 ~ 1 寸，施提插泻法，以患侧手指抽动为度；曲池屈肘取穴，直刺 1 ~ 1.5 寸，施提插泻法，以麻胀感到达食指为度；肩髃直刺 1 ~ 1.5 寸，施提插泻法，以麻胀感达肘关节为度；外关直刺 1 ~ 1.5 寸，施提插泻法。

5）**下肢不遂**：环跳、委中、三阴交、阳陵泉、昆仑。委中、三阴交，针刺方法同前；环跳直刺 2 ~ 3 寸，以触电感传至足底为度；阳陵泉直刺 1 ~ 1.5 寸，施提插泻法，令触电感传至足趾为度；昆仑直刺 0.5 寸，施捻转泻法。

6）**足内翻**：解溪、丘墟、照海、筑宾、昆仑。解溪直刺 0.5 寸，施捻转泻法；丘墟透照海，直刺 2.5 ~ 3 寸，施捻转泻法；筑宾、昆仑，直刺 0.5 ~ 1.5 寸，施提插泻法。

（2）并发症治疗

1）**假性球麻痹**：针风池、完骨、天柱、翳风，向喉结方向，深刺 2 寸，施小幅度高频率捻转补法；或咽后壁点刺。

2）**吞咽困难及呼吸衰竭**：吞咽困难：翳风、天柱、风池。针翳风，用 2 ~ 3 寸毫针刺向咽喉方向，用捻转补法施术 1 ~ 3 分钟；天柱直刺 1 ~ 1.5 寸，施捻转补法 1 分钟；

风池手法同前。呼吸衰竭：针刺双侧气舍。

3）**便秘：** 针丰隆、左水道、左归来、左外水道、左外归来。先取双侧丰隆穴，直刺 1～1.5 寸，施捻转泻法；左水道、左归来、左外水道（左水道外开 1.5 寸）、左外归来（左归来外开 1.5 寸）均直刺 1.5～3 寸，施捻转泻法 1 分钟，留针 20 分钟，留针期间，每隔 5 分钟运针 1 次。

4）**小便异常：** 癃闭（尿潴留）：针中极、秩边、水道。中极直刺 1.5～2 寸，施提插泻法，令胀感传至会阴；秩边直刺 2.5～3 寸，针尖方向透向水道，施提插泻法，令胀感达前阴。小便淋漓：取关元、气海、太溪。关元、气海直刺 1～1.5 寸，施呼吸补泻之补法，而后置 1 寸艾炷于针柄上，施温针灸，每次 2～3 壮；太溪直刺 0.5 寸，施捻转补法 1 分钟。尿失禁：针中极、曲骨、关元、三阴交。局部施灸、按摩或热敷。

5）**共济失调：** 针风府或哑门、颈椎夹脊穴。

6）**失明或复视：** 失明：取风池、天柱。针刺风池，针尖方向与双目系对角相交，直刺 1～1.5 寸，施捻转补法；天柱直刺 1～1.5 寸，施捻转补法。复视：上穴加睛明、球后。

7）**癫痫：** 针人中、大陵、鸠尾、内关、风池。

8）**肩关节痛或肩周炎：** 肩关节痛：天鼎、肩髃、肩内陵、肩外陵、肩贞、肩中俞、肩外俞、阿是穴。天鼎，直刺

1 ~ 1.5 寸，施提插泻法，令触电感直达肩肘或手指；肩髃、肩内陵、肩外陵、肩贞，直刺 1 ~ 1.5 寸，施捻转提插相结合的泻法；肩中俞、肩外俞，均横刺 1 ~ 1.5 寸，施捻转泻法；阿是穴，刺络拔罐方法同前。肩周炎：针肩髃、肩髎、肩内陵、肩贞、肩中俞、肩外俞，痛点刺络拔罐。

9）**血管性痴呆**：针内关、人中、百会、四神聪、风池、四白、合谷、三阴交、太冲。

10）**睡眠倒错**：针上星、百会、四神聪、三阴交、神门。

（三）"醒脑开窍"针刺法应用举例

病案一

张某，女，60 岁，初诊日期：2011 年 9 月 23 日。

主诉：双侧肢体无力伴失语、进食困难 1 天。

现病史：患者于 2011 年 9 月 22 日晚 7 点突发双侧肢体无力，失语，进食吞咽困难，食后即吐，头晕，无头痛，遂就诊于天津中医药大学第一附属医院急诊。查头颅部 CT 示：两侧小脑、脑干、基底节区两额、右顶叶缺血灶并软化灶，查血常规及心电图未见异常。给予醒脑静、依达拉奉、法舒地尔注射液等以改善脑循环，保护脑细胞，治疗后症状未见明显好转，为求进一步治疗收入针灸科。现症见：神清，精神弱，失语，双侧肢体无力，进食困难，食后即吐，头晕，无头痛，咳嗽，咳痰色白，量少、质稀易咳出，小便正常，大便干，寐欠安。

查体及实验室检查： 双侧巴宾斯基征（±）。血常规及心电图未见异常。头颅部 CT 示：两侧小脑、脑干、基底节区两额叶、右顶叶缺血灶并软化灶。

西医诊断： 脑梗死，高血压 2 级，冠心病，陈旧性心肌梗死，肺感染，慢性胃炎，十二指肠球部溃疡。

中医诊断： 中风（中经络），证属阴虚风动证。

治疗原则： 醒脑开窍，滋补肝肾，疏通经络。

针灸取穴： 内关、人中、三阴交、极泉、尺泽、委中、风池、完骨、天柱。

治疗过程： 常规消毒，取双侧内关，施捻转提插泻法 1 分钟；人中施雀啄泻法，至眼球湿润为度；三阴交，施提插补法，至肢体抽动 3 次为度；极泉、尺泽、委中施提插泻法，至肢体抽动 3 次为度，不留针；风池、完骨、天柱施捻转补法 1 分钟，留针 30 分钟。

中药： 滋补肝肾，疏通经络，益气活血。予丹芪偏瘫胶囊，益肾养肝合剂。

西药原则： 降颅压，控制血压，改善心肌供血，改善脑代谢，抗炎，化痰，纠正电解质紊乱，抑酸，保护胃黏膜等对症支持。

治疗结果： 患者治疗第 7 天，神志症状好转；第 12 天，吞咽困难和饮水咳呛明显好转；第28天，下肢无力症状好转。

按语

本病例为脑梗死，中医属于中风（中经络）范畴，究其病机，患者肝肾阴虚，水不涵木，肝阳偏亢，阳亢化风，上扰清窍，窍闭神匿，神不导气，发为中风。本病采用中西医结合的方法进行治疗，针刺运用醒脑开窍法，取穴以内关、人中、三阴交、极泉、尺泽等阴经穴为主，以醒神开窍，滋阴通阳，神复肢应。研究表明，风池、完骨、天柱行规范化手法操作有非常显著的改善椎 - 基底动脉血液运行的作用，对颅内血流动力学具有良好的调整功效。

病案二

王某，男，55岁，初诊日期：2011年5月30日。

主诉： 右侧肢体活动不利伴语言謇涩45天。

现病史： 患者于45天前劳累过度突然出现持续昏睡，右侧肢体活动不利，当时无头痛头晕及胸闷憋气、二便失禁等症，经休息后未缓解，遂就诊于某医院，查头颅CT示：脑出血。予抗凝、营养神经等对症治疗后，病情平稳，为进一步系统诊治，收入天津中医药大学第一附属医院病区。患者乘平车推入病房，现症：神志清楚，精神好，呼吸平稳，持续右侧肢体活动不利，右侧肢体可抬离床面30°，腕指活动差，精细动作差，伴语言謇涩，纳食好，睡眠正常，大便干，小便正常。

查体及实验室检查：右侧肢体肌力3级，右巴宾斯基征（＋）。舌淡，苔薄淡黄，脉弦。头颅CT（2011年4月17日，天津某医院）示：脑出血。心电图（2011年5月30日，天津中医药大学第一附属医院）：窦性心律、心肌缺血。

西医诊断：脑出血引流术后语言障碍，原发性高血压，冠心病。

中医诊断：中风（中经络），证属肝肾阴虚证。

治疗原则：醒脑开窍，疏通经络，滋补肝肾，填精补髓。

针灸取穴：人中、内关、三阴交、极泉、委中、尺泽、风池、百会、四神聪、太冲、丰隆、足三里、咽后壁点刺、翳风。

治疗过程：人中，向鼻中隔方向斜刺0.5寸，施用雀啄泻法，以眼球湿润为度；内关、丰隆、太冲直刺1~1.5寸，施用提插泻法1分钟；风池直刺1.5寸，百会、四神聪向后平刺1寸，均用小幅度高频率（小于90°、120转/min以上）捻转补法；三阴交斜刺1寸，施用提插补法1分钟；足三里直刺1寸，施用捻转补法1分钟；极泉、尺泽、委中（右），提插泻法至肢体抽动3次为度（不留针）；咽后壁点刺出血；翳风张口取穴，向面颊方向沿皮刺1.5~2寸，捻转泻法1

分钟，令面颊胀麻感。

中药：解语丹加减。

治疗结果：患者治疗第 7 天，右侧肢体肌力 5 级，右侧肢体活动不利症状好转；第 10 天，语言功能好转；第 19 天，右侧肢体肌力、语言功能进一步好转。

按语

传统观念认为脑出血早期患者不宜接受针刺治疗。然而，根据石学敏教授的临床经验，认为脑出血早期患者是可以接受针刺治疗，而且治疗越早，疗效越好，患者肢体功能的恢复尤为明显，可避免或减少后遗症的发生。治疗期间对不同阶段的中风患者，进行相应护理及指导其功能锻炼也是很重要的。针对中风后语言障碍，我们采用咽后壁点刺，深刺翳风穴，不仅对患者的吞咽困难有一定帮助，而且对其语言障碍也有一定的恢复作用。内关为八脉交会穴之一，通于阴维脉，属乎厥阴心包经之络穴，有养心安神，疏通气血之功；人中，为督脉与手足阳明经之会穴，督脉起于胞中，上行入脑达巅，故泻人中可调督脉，开窍启闭以健脑宁神；足三阴之经脉或夹舌本，或络于舌本，或连舌本，散舌下。补其三阴可达补益肝肾，健脾利湿之功，故取足三阴之交会穴位，即三阴交。风池、完骨均为胆经近脑的腧穴，胆为中正之官，主决断，胆之经气生则十一经脉之气随之而生。风池、完骨、翳风穴同属少阳中枢之脉，具有通利枢纽之功，三穴合用可达养脑髓、通脑窍、利机关的作用。点刺咽后壁可以使能触发吞咽反射的局部区域变得敏感。本法经过大量样本的临床研究与实验研究，证明具有改善椎-基底动脉的良好功效。

病案三

孙某，女，46岁，初诊日期：2011年6月7日。

主诉： 右侧肢体活动不利伴语言不利、饮水偶呛1个月余。

现病史： 患者于2011年4月26日上午突发右侧肢体活动无力伴头晕，当时神清，无头痛及胸闷憋气、二便失禁等症，就诊于某医院，查头颅CT示：脑出血，住院治疗平稳后转入天津医药大学第一附属医院继续治疗。现症：神清，精神可，语言不利，面色红赤，饮水偶呛，右侧肢体活动不利，烦躁易怒，偶有胁肋部胀痛，未诉心前区不适，纳可，寐欠安，大便不爽。

查体： 舌红赤，苔黄腻，脉弦。

西医诊断： 脑出血。

中医诊断： 中风（中经络），证属肝阳上亢证。

治疗原则： 醒脑开窍，平肝潜阳，活血通络。

针灸取穴： 水沟、百会、合谷、太冲、内关、极泉、尺泽、委中、三阴交、太溪、通里、照海。

治疗过程： 水沟雀啄泻法至眼球湿润为度；百会斜刺0.5寸，小幅度高频率捻转补法1分钟；合谷直刺1寸，施捻转泻法1分钟；太冲直刺0.5～0.8寸，施捻转泻法1分钟；内关（双）捻转提插泻法1分钟；极泉、尺泽、委中（右）提插泻法至肢体抽动3次为度（不留针）；三阴交（右）提插补法至肢体抽动3次为度；太溪直刺1寸，施捻转补法1分钟；照海直刺0.3～0.5寸，施捻转补法；通里直刺0.5寸，施捻转泻法。

中药： 天麻钩藤饮加减。

治疗结果： 患者治疗5天后，寐欠安、大便不爽症状好转；治疗8天后，饮水呛咳症状好转；治疗14天后，胁肋部胀痛、急躁易怒症状好转；治疗28天后，胁肋部胀痛好转，未再疼痛。

按语

患者平素忧郁恼怒，情志不畅，肝气不舒，气郁化火，致肝阳暴亢，引动心火，气血上冲于脑，神窍闭阻，遂发为中风，半身不遂；肝风横窜经络，风阳上犯清窍，致脑血溢脉外，而扰乱神机，精神失守，形成精神、意识、情感及肢体的病理状态。肝气上逆，血气并走于上，气血郁滞于上，同时痰浊、瘀血等病理产物常可阻滞肝气，肝失疏泄，"肝气实则怒"，故患者头晕，急躁易怒，胁肋部胀痛。

脑为元神之府，督脉入脑，水沟、百会为督脉之穴，可醒脑开窍，调神导气；合谷属阳主气，其位临上，为大肠经之原，"面口合谷收"，主要作用于体表、头面和上肢部；太冲属阴主血，其位临下，为肝经之原，太冲泻肝火，行气血，降逆以防阳气生发太过，与合谷相配，可调和阴阳，平肝潜阳，行气血，疏气机；内关为心包络穴，可调理心气，促进气血的运行；三阴交为足三阴经之交会穴，太溪为肾经原穴，两穴配合可滋补肝肾；极泉、委中、尺泽可疏通肢体经络；通里为心经的络穴，通于舌；照海为八脉交会穴，通于阴跷脉，又是肾经的穴位，肾经夹舌本，两者上下配穴，濡养清窍，治疗言语不利。

第二章

面瘫

面瘫是以突发一侧面颊筋肉纵缓不收、麻木，口角向一侧歪斜，眼睑闭合不全为主的一种病证，又称"口眼㖞斜""口僻"或"吊线风"。本病相当于西医学的周围性面神经麻痹（peripheral facial paralysis），最常见于特发性面神经麻痹，即贝尔麻痹（Bell palsy）。本病多见于冬季和夏季，多在 20 ～ 40 岁发病，男性略多于女性，通常急性发病，数小时达到高峰。

面瘫是针灸科的常见病、多发病，为颜面部神经系统疾病。绝大多数为一侧性。部分患者发病前 1 ～ 3 天有同侧乳突耳区疼痛。常在清晨起床时发现闭目不全，口角㖞斜，并迅速达到完全性面瘫。发病后应立即进行针刺治疗。一般急性期 7 ～ 9 天后病情稳定即进入恢复阶段，大多数患者能在 1 ～ 3 个月内恢复。部分患者恢复不完全，或因面神经再生紊乱，出现面肌挛缩或联带运动，也就是面神经麻痹的后遗症（即"倒错"现象）。其治疗时间就会延长，而且医治难度加大。

一、病因病机

（一）中医学认识

中医学认为本病是人体劳作过度，正气不足，血液亏虚，营卫失调，腠理疏松，卫外不固，风邪乘虚侵袭或直接吹风受凉之后，风寒或风热之邪侵犯太阳、少阳或阳明之经筋、脉络，上窜逗留于面部，浸淫肌肤，入经中络，以致面部三阳经经气阻滞不通，气血不和，筋脉失养，导致颜面一侧肌肉弛缓不收，受到健侧牵拉，使患侧面肌歪向健侧，形成口眼㖞斜。周围性面瘫包括眼部和口颊部筋肉的症状，由于足太阳经筋为"目上冈"，足阳明经筋为"目下冈"，故眼睑不能闭合为足太阳和足阳明经筋功能失调所致；口颊部主要为手太阳和手阳明、足阳明经筋所主，因此，口㖞主要系上述3条经筋功能失调所致。本病病因以风邪为主，风邪入中经络，每为寒、热、瘀相夹为患。若久病则外邪内踞筋肉，与痰湿相杂，成瘀滞内阻之证，邪气郁久成瘀，或炼津为痰，痰瘀阻滞，脉道不利，则病更深一层。风痰瘀血阻滞经脉是其基本病机。

1. 风邪入经中络 由于劳作过度，正气不足，脉络空虚，营卫失调，腠理疏松，卫外不固，风寒或风热之邪乘虚侵袭人体，上窜逗留于面部，浸淫肌肤，入经中络，以致面部阳明、少阳经经脉阻滞，经脉失养，肌肉纵缓不收而发病。

2.风痰阻络　平素身体差，复有痰饮，或常饮酒，偏嗜厚味，痰浊内生，或邪气入侵炼津为痰，偶遇风寒，风痰互结，或痰热生风，窜扰经络，上犯面部，而发生口僻。

3.瘀阻脉络　多由病情经久不愈，或因延误治疗等多种因素，导致瘀血阻滞脉络，脉道不利，气血不畅，使一侧面部气血不和，经络失养，面部两侧络脉气血失去相对平衡，患侧面肌歪向健侧，形成口眼㖞斜。

（二）西医学认识

1.病因

（1）免疫异常： 一过性免疫功能低下时，由于单纯疱疹病毒感染或面神经附近组织炎症改变（如中耳炎、牙病、腮腺炎），导致面神经炎性病变，水肿尤以茎乳孔和面神经管内的部分为显著，发生神经传导失常、麻痹，引起肌肉失用。

（2）血流障碍： 由某种原因导致血管神经功能紊乱，使茎乳孔周围的小动脉痉挛，致使面神经血液循环供给减少，发生原发性缺血，继而出现静脉充血、水肿，使处于管内的面神经受到压迫，引起继发性缺血，如此形成恶性循环，终致面神经发生水肿而麻痹。在鼓索神经分支下，面神经的血液循环缺少侧支循环，且于茎乳孔处有一致密的纤维环，故垂直部下段水肿更为明显。面神经管中神经受到压力即可引起麻痹。动物实验研究表明，20.0～21.3kPa（150～160mmHg）的压力所致血流障碍就可致神经传导发生障碍，同时渗出物加重浮肿，增加面神经管内压力。多数神经疾患的血管内皮细胞先发生病变，从而使红细胞不能正常通过毛细血管，影响其输送氧气及葡萄糖的能力，随之细胞被破坏，核膜游离蛋白溶解酶产生毒性肽，激活激肽、血管舒缓素，导致循环障碍。

（3）病毒感染：研究表明，在患者中有20%的病例可检出EB病毒（Epstein-Barr virus，EBV）抗体，也可检出其他腮腺病毒、单纯疱疹病毒及带状疱疹病毒抗体。37%的面神经炎患者病毒抗体呈4倍以上变动，但是这种变动并没有通常病毒感染那么高。有9.8%的贝尔麻痹患者带状疱疹病毒检测呈阳性，然而却有94.3%的亨特综合征患者带状疱疹病毒检测呈阳性。病毒感染初期干扰素（interferon，IFN）水平升高，表明机体有低度抗病毒反应。78%的面神经炎患者在急性期和恢复期检测出IFN升高，它可能反映病毒感染的再活化。目前倾向于认为面神经炎病毒感染无特定种类，一旦感染发生，由于抗体产生，病毒在神经细胞内被封闭，由于某种原因，病毒再活，但是病毒通过何种径路到达神经有待进一步研究证实。

（4）遗传：对面神经炎患者进行的家族史调查表明其家族中多有贝尔麻痹患者。

（5）诱因：吹冷风受凉后，面神经的营养血管痉挛导致面神经缺血水肿。75% 病例发病前有上呼吸道感染或吹冷风史，诱因不明者也不少。有研究者报道，在 130 例糖尿病患者中贝尔麻痹的发病率为 6.5%。还有研究者在 273 例面神经炎患者中发现高血压者占 14%，并发现其血液黏稠度增加。

2．病理 面神经水肿以垂直部最为明显。切开神经鞘后，可有少量液体外溢，神经纤维即行膨出，其间可见细小纵行的出血纹。邻近的乳突气房内有时可见无菌性渗出液及缺血性骨质坏死。久之，面神经鞘往往与神经纤维粘连，面神经鞘可表现为粗糙不平，有结节状物，神经纤维萎缩、变细。国外研究者根据手术所见，认为面神经内听道进入迷路段的入口处，局限性神经出血性栓塞形成的狭窄，如同水坝样阻塞了轴浆的通过，使得近心端的神经充血，这种生理性瓶颈段的病变是发生面瘫的基本改变。

面神经炎的时间过程可分为 3 个阶段： ①临床前期：该时期有电生理功能障碍，但未出现面瘫。②临床期：出现临床症状，面肌分级出现 Ⅱ ~ Ⅵ 级过程，而后逐步恢复，直至完全恢复或无进一步面肌功能变化。面瘫的程度不仅取决于神经纤维的退化，而且也取决于周围水肿和缺氧所致的冲动传导阻滞。因此，面肌分级百分数要较面神经电图百分数为低。同时面神经远端部分仍能被刺激产生电活动，因此面神经电图百分数要高些。③临床后期：面肌功能恢复正常，但面神经电图百分数仍减小，神经失活解除后，面肌功能就可能恢复，而此时神经末梢仍水肿，故面神经电图百分数未能达到正常。

面瘫出现的 7 天内，面肌分级百分数急剧下降，而此时面神经电图百分数则较高，两者存在一定差异，但均在 10 ～ 14 天达到最低值，此后面肌分级百分数提高较快，直至正常，而面神经电图百分数上升缓慢，甚至在面肌分级百分数达到正常时，面神经电图百分数尚出现某种程度的减小。因此，对患者进行预后判断并非基于神经电图百分数的最低值（如反应为 10% 或低于此值），而是视其变化过程。若此后神经电图百分数值逐步提高则预后佳；反之，预后不良。

二、诊断要点

（一）主要症状

通常呈急性起病，多在睡眠醒来时，发现一侧面部表情肌突然瘫痪。部分患者发病前几天有同侧耳后、乳突区轻度疼痛。临床上以口眼㖞斜为主要特点，患者前额纹消失，眼裂扩大，畏光，露睛，迎风流泪，不能皱眉、蹙额、露齿、鼓颊，口角歪向健侧，病侧鼻唇沟变浅，闭目时眼睑不能闭合，眼球上窜，俗称兔眼征。鼓腮漏气，漱口漏水，流涎，进食时食物易滞留于病侧的齿颊之间。

（二）主要体征

检查时，患侧面部表情肌板滞、麻木、瘫痪，角膜反射、眼轮匝肌反射、口轮匝肌反射、瞬目反射均减弱甚至消失。当病变在茎乳孔以上影响鼓索神经时，可出现患侧舌前 2/3 味觉减退或消失；病变在镫骨肌支以上时，有味觉损害和听觉过敏；如膝状神经节被累及时，患侧外耳道可能出现疱疹、剧痛和感觉减退；当累及经过膝状神经的岩大浅神经时，可出现患侧泪液分泌减少，面部出汗障碍。患者不能完全恢复时，常见瘫痪肌的挛缩，面肌痉挛，或出现"鳄鱼泪"现象（咀嚼食物时伴有患侧眼睛流泪）。

三、辨证分期

（一）辨证分型

1. 风寒型 见于发病初期，患者在发病前多有吹风受凉史，由于感受寒邪不重，寒邪亦未化热，风寒之邪阻于脉络，寒凝气滞，气血运行不畅，使面部筋脉失养，发病后可见面肌发紧，口眼㖞斜，但无疼痛（耳后、偏头）及面肌松弛之症，鼻塞，寒热，无汗或微汗，翳风无压痛，舌质淡，苔薄白，脉浮紧。此型临床上多见，属于轻度面瘫，一般易治愈。

2．风热型　平素阳盛之体，感受风寒，寒邪化热，或感受风热之邪，而出现热证。发病之初感风寒，2～7天后出现耳后轻微疼痛，或全身不适。发病后症见口眼㖞斜，伴有头痛，面红目赤，面肌松弛，上眼睑下垂，患侧眉低于对侧，耳后疼痛，脉浮散，舌红，苔薄黄。此为初起之病。如热盛久病阴伤则眼干，面肌不自主瞤动，性情急躁，口干口苦，大便秘结，小便黄，舌质红，苔薄黄，脉滑数。此为面瘫之重症，治愈时间长。

3．痰阻脉络型　口眼㖞斜明显，眼睑闭合不紧，或面部肌肉抽搐，面部麻木作胀，倦怠嗜睡，或伴有头重，胸闷吐痰涎，舌体胖大，苔白腻，脉弦滑。

（二）分期

1．急性期　脉络空虚，风邪入中，发病初起，口角歪向健侧，眼裂增大，额纹变浅。舌苔薄白，脉浮紧或弦紧。

2．恢复期　经脉瘀阻，气血不畅，口角歪向健侧，面部肌肉松弛，眼裂增大，额纹变浅或消失。舌质黯，脉弦涩。

3. 后遗症期　经脉失养，气血两虚，面部留有不同程度的功能障碍，或伴有面部肌肉痉挛、萎缩，或口角歪向健侧。舌质黯淡，苔薄白，脉沉细，此期病程一般较长。

四、常规治疗

面瘫的常规治疗一般按照急性期、恢复期、后遗症期三期分期论治。

（一）急性期

面瘫发病前2周为急性期，又称为初期，此时面神经处于炎症、水肿阶段，其基本治疗原则是行气活血、化痰通络，宜祛风散寒或散风热之邪，疏调面部的经络之气，以促使局部气血运行，达到消除炎症和水肿，使面神经功能恢复正常。常用的治疗方法有单纯针刺、艾条灸、热敏灸、偏方灸、穴位敷贴、涂剂、拔罐、按摩等。

1. 针刺疗法　急性期，面神经处于炎症、水肿阶段，特别是在发病前4小时病情尚未稳定，此时邪盛正衰，症状可能继续加重，患侧不宜针刺或宜少刺，而应在健侧和远端取穴，且面部穴位宜浅刺、轻刺。过早或过多地针刺患侧，易损伤经气，从而使邪气乘虚深入，加重病情。

主穴: 地仓、颊车、翳风、合谷、阳白、太阳、下关、颧髎、牵正。

配穴：①风寒重者：配风池、列缺。②风热重者，配外关、曲池。③耳后乳突疼痛者，加完骨、安眠、丘墟。④味觉障碍者，加廉泉。⑤迎风流泪者，加承泣。

操作：先对穴位区域进行常规消毒。在急性期，应注意针刺面部穴位手法宜轻，针刺宜浅，取穴宜少，而针刺肢体远端的腧穴手法宜重。每日1次。

2．灸法

（1）艾条温和灸

取穴：地仓、下关、翳风、牵正、阳白、颊车、太阳、合谷。

操作：取以上穴位，常于患侧施灸，每次每穴灸5～15分钟，以局部出现红晕为度。每日1～2次，5～7次为1个疗程，休息1～2天，再继续第2个疗程的治疗。在温和灸以上穴位时，患者往往会出现耐热或产生酸麻感，艾灸时发现肌肉会颤动，甚至可以观察到患者面部肌肉跳动，特别是灸地仓穴时，可出现口角向患侧回缩，若出现这种现象，患者往往容易治愈。在艾灸过程中，患者常常感觉很舒服，面部怕冷和板滞感常随之缓解。温和灸能加速局部血液循环，疏通经络，调和气血，有利于炎症的吸收。

（2）热敏灸：热敏灸疗法是采用艾条悬灸的方法，可分

为单点温和灸、双点温和灸、三点温和灸、接力温和灸、循经往返灸。

治疗处方：在高发热敏穴位区域，对穴位热敏高发部位如翳风、下关、大椎、阳白、神阙、颊车、足三里区进行穴位热敏探查，标记热敏穴位。

操作

1）**翳风穴双点温和灸：**即同时对2个热敏穴位进行艾条悬灸操作，在距离皮肤3cm左右施行，患者自己感觉热感深透穴位，并扩散至患侧面部，一直灸至热敏灸感消失为止。

2）**下关穴、颊车穴单点温和灸：**将点燃的艾条对准热敏穴位部位，在距离皮肤3cm左右施行温和灸，患者自己感觉热感直至穴位深部，并扩散至患侧面部，一直灸至热敏灸感消失为止。

3）**阳白穴单点温和灸：**将点燃的艾条对准热敏穴位部位，在距离皮肤3cm左右施行温和灸，患者自己感觉热感透至穴位深部，并扩散至整个额部感觉局部有紧、压、酸、胀感，一直灸至热敏灸感消失为止。

4）**大椎穴单点温和灸：**将点燃的艾条对准热敏穴位部位，在距离皮肤3cm左右施行温和灸，患者自己感觉热感透至穴位深部，并向四周扩散或沿督脉上下传导或沿上肢传导，一直灸至热敏灸感消失为止。

（3）偏方灸

1）**艾炷隔姜灸**：取以上穴位，每次每穴使用艾炷 2～3 壮，生姜片应切成 2～3mm 厚为宜，每日或隔日灸治 1 次，施灸过程中，不时用镊子将生姜片夹离皮肤片刻，防止面部烫伤。

2）**鹅不食草天灸**：取鹅不食草 12g，研为细末，用医用凡士林调成软膏状，用罐装好备用。敷灸时将软膏均匀摊于纱布（或油纸）中央，再取新鲜鹅不食草 15g 捣烂如糊状，摊于患侧面部，用胶面固定，每次敷 2～3 天换药 1 次。

3）**皂角天灸**：取猪牙皂 500g，田三七 30g，共研成极细末，混匀，用瓶装好密封备用。敷灸时每次可取 50g 药末放入铜勺内，加米醋适量，调成稀糊状，放于文火上熬成膏，摊于油纸中央，趁热敷于患侧面部，胶布固定。每次可敷 3～5 天换药 1 次。

4）**中药灸**：取白附子 0.5g，巴豆皮 0.5g，蜈蚣 0.5g，全蝎 0.5g，白芷 0.5g，细辛 0.5g，川乌 0.5g，先将中药共研为细末，然后与干艾绒 20g 混合均匀，制成药艾条。灸时先取姜片放一穴上，再用药艾连灸 5～10 壮，每日 2 次。

3. 穴位敷贴

（1）马钱子敷贴：取马钱子适量，研为细末贮瓶内备用。敷贴时取 1.5g，用温水调匀，做成硬币大小，贴于患侧颊车、阳白、牵正、地仓、颧髎、下关等穴，用胶布固定。每日更换 1 次，连续敷贴 3 ~ 5 次。

（2）皂角敷贴：用皂角适量（去皮），研为细末备用，敷贴时取 20 ~ 30g，用陈醋调匀，敷于面部腧穴，药干后即换。

（3）蓖麻麝香敷贴：将蓖麻仁捣烂加麝香少许，取绿豆粒大，贴敷穴位上，用布固定。每隔 3 ~ 5 日更换 1 次。

4. 涂剂

（1）每次用川芎、川乌、草乌、白附子、细辛各 2g，共研为细末，用蜂蜜调匀成糊状，然后涂于患侧面部颊车、阳白、牵正、地仓、颧髎、下关等腧穴上。每日更换 1 次。

（2）蜈蚣牵正散：蜈蚣 15g，全蝎 10g，炙马钱子 10g，皂角 20g，生半夏 15g，生熟川草乌各 15g，白附子 20g，生天南星 15g，独活 15g，樟脑 5g。共研为细末，用时取药 50g，用鳝鱼血及米醋调成膏状涂于患处，外用热水袋加温，促使药力透入肌肤发挥药效，每涂 2 小时后更换 1 次。

5. 拔罐 在患侧前额及面颊处进行连续闪火拔罐法，每次 1 分钟左右，以局部潮红为度。此法对风寒、风热致病者效果较好，可在皮肤针叩刺基础上进行。

6. 按摩 以上各种针灸疗法结束后，病情趋于稳定，可由按摩医师或患者自己在面部进行按摩，先点按有关腧穴，再分推前额，轻摩揉眼周，对面颊肌和风池、肩井以及健侧合谷穴反复进行提拿，最后以手掌按摩患侧面肌各部。每次 10～15 分钟，每天数次。按摩以点、按、揉、摩、推、拿等手法为主，手法宜轻快、柔和。通过按摩改善局部血液循环，减轻健侧面肌对患侧面肌的过度牵拉，促使面部瘫痪的肌肉尽快恢复其正常功能。

7．中药内治　面瘫可配合服用中药治疗，应用牵正散、防风蜈蚣散、乌药顺气汤临证加减论治，与上述针灸敷贴等各种疗法配合使用，疗效更好。

（1）牵正散加减：全蝎 8g，白僵蚕 15g，防风 10g，柴胡 10g，白芷 10g，白附子 10g（先煎），蜈蚣 3 条，苏叶 6g，甘草 6g。每日 1 剂。

处方加减：风热偏重者加菊花、黄芩、蝉蜕、板蓝根；风寒偏重者加麻黄、羌活。

（2）防风蜈蚣散：防风 30g，蜈蚣 2 条（研为细末）。以防风煎水送服蜈蚣粉。每日 1 剂，10 次为 1 个疗程。

（3）乌药顺气汤：乌药 12g，陈皮 10g，川芎 10g，白芷 10g，桔梗 12g，炒枳壳 10g，麻黄 3g，僵蚕 6g，炮姜 3g，炙甘草 3g。每日 1 剂。

（二）恢复期

恢复期为发病第 3～4 周，又称为中期，此时患者正气渐恢复，邪气渐衰退，治宜扶正祛邪，疏通经络。取患侧面部穴位和同侧上、下肢穴，如合谷、内关、足三里、太冲等穴，针刺宜深，刺激稍重，用平补平泻手法为主，且多配合其他疗法，如电针、耳穴等。此期为疾病恢复的关键时期，多数患者可在此期痊愈。初期如经过 3～4 周治疗未痊愈，面部气血流行不畅，肌肉、血脉失于濡养，患者往往出现气血不足，气滞而血瘀，面肌会有弛缓之象，此时应积极调补气血，通过活血化瘀、舒筋通络，以防后遗症的发生。

1. 针灸治疗　恢复期的针灸治疗，除继续运用初期的各种治疗方法外，还可选用电针疗法和耳穴疗法。下面重点介绍电针疗法、耳穴疗法和热敏灸。

（1）电针疗法：电针有调整人体生理功能、止痛、促进血液循环、调整肌张力等作用。但电针刺激较强，所以面瘫的急性期不宜使用电针。进入恢复期，炎症、水肿基本控制后，才宜使用电针，有助于患侧肌肉功能恢复。针刺得气后，用 C6805-I 型电针治疗仪，选穴一组为阳白和太阳，另一组为地仓和翳风或下关，打开电源，选疏密波，缓慢增加强度，使患者感到有麻刺感或面部肌肉轻微跳动，以患者能耐受为度。每次 20 分钟，每日 1 次。10 次为 1 个疗程，两个疗程之间休息 2 天。开始使用电针时，强度不宜太大，电流量以患者感到面部舒适为度，最好能出现患侧面肌节律性收缩。如果患者感到不适或不自主咬牙，可能针刺过深，刺中咬肌，应尽快退针浅刺。

（2）**耳穴疗法**：常用耳压法，选取面颊、眼穴，用自制耳穴探棒圆头在耳穴上按压，该处出现针刺样痛后，再轻轻加压，然后将粘有王不留行籽的胶布对准耳穴压痕贴上。嘱患者每日按压 3～5 次，每次 3～5 分钟，以耳穴处有热胀感为度，2～3 天换贴，双耳交替进行。

（3）**热敏灸**：恢复期面瘫的治疗操作如下。

1）**阳白穴单点温和灸**：将点燃的艾条对准热敏穴位，在距离皮肤 3cm 左右施行温和灸，患者自己感觉热感透至穴位深部，并扩散至整个额部感觉局部有紧、压、酸、胀感，一直灸至热敏灸感消失为止。

2）**下关穴、颊车穴单点温和灸**：将点燃的艾条对准热敏穴位，在距离皮肤 3cm 左右施行温和灸，患者自己感觉热感直至穴位深部，并扩散至患侧面部，一直灸至热敏灸感消失为止。

3）**神阙穴单点温和灸**：将点燃的艾条对准热敏穴位部位，在距离皮肤 3cm 左右施行温和灸，患者自己感觉热感深透至腹腔或沿两侧扩散至腰部，一直灸至热敏灸感消失为止。

4）**足三里穴双点温和灸**：即同时对 2 个热敏穴位进行艾条悬灸操作，在距离皮肤 3cm 左右施行，部分感传可直接到达腹部，如感传仍不能上达腹部者，可再取 1 支点燃的艾条放置感传所达部位的近心端点，进行温和灸，直至传达至腹部，然后将2支艾条分别固定于足三里和腹部进行温和灸，一直灸至热敏灸感消失为止。

灸疗疗程：每次选取上述2～3组穴位，每天1次，10次为1个疗程，两个疗程之间休息3～5天，共进行2～3个疗程。

2．按摩 参照急性期的按摩方法进行按摩。

3．涂剂 继续使用蜈蚣牵正散制成涂剂涂于患处，具体方法同急性期。

4．中药内治

（1）汤剂：恢复期患者主要以气血不足、气滞血瘀为主，可继续坚持服用中药配合治疗，加强气血调补，化瘀通络，方可选用牵正散、芪风牵正汤、桃红四物汤、地黄饮子加减。应根据患者病症变化，灵活运用药物加减。头面痛痉挛者，加天麻、钩藤、蒺藜；内热者，加生石膏、黄芩；心烦者，加夜交藤、合欢皮；心悸失眠者，加酸枣仁、柏子仁、朱砂；肝阳上亢者，加夏枯草、茺蔚子、牛膝；目赤者，加菊花、木贼草；胃热乏津者，加石斛、玉竹、北沙参；食欲减退者，加谷芽、山楂、陈皮；血亏者，不用防风，加当归、熟地、鸡血藤；面肌萎缩无力者，加黄芪（量加大）、党参。

（2）散剂：白附子20g，僵蚕20g，蜈蚣5条，全蝎10g，天麻20g，独活15g，白芷15g，细辛9g，地龙15g。共研细末混合为面，每次服用 3 ~ 5g，每日 3 次，用黄酒送服。

（三）后遗症期

少数患者经过治疗数月，病情不见好转，病程超过 2 个月以上，此时邪气羁留，耗伤气血，气血亏损，经脉不通，面部经络长期瘀阻，气血不足，面部肌肉长期失于气血的濡养，患侧面肌由弛缓状态转入拘挛状态，可出现不同程度的后遗症或并发症，被称为后遗症期。

1．针灸治疗

（1）**单纯针刺**：在初期选穴的基础上，面部加刺四白。后遗症期面部穴位不宜深刺、重刺，而应以远端取穴为主。额纹消失者，加阳白透头维；上睑麻痹，加攒竹透睛明；下睑麻痹，加承泣透睛明；面瘫日久，加丝竹空。除继续运用初期的针刺方法外，还可选用电针和耳穴疗法。

（2）**电针**：电针治疗是在体针治疗的基础上进行。在面部，将电针仪负极接四白穴，正极接翳风穴；在上肢，将电针仪负极接后溪穴，正极接手三里或合谷穴；在下肢，将电针仪负极接阳陵泉或申脉穴，正极接足三里或太冲穴。以高频率的连续波或疏密波刺激 20 ~ 30 分钟。每日 1 次。

（3）**耳压法**：继续使用耳压法进行治疗，方法同恢复期耳压法。

2. 按摩　参照急性期的按摩方法进行按摩。

3. 中药内治　因患者病程迁延不愈，经久不解，人体气血不足，阴液耗伤，经络失养，虚风内动，治宜滋补肝肾、补益气血、濡润筋脉、息风止痉。方用牵正散合地黄饮子加减：僵蚕 10g，白附子 12g（先煎），蜈蚣 3 条，全蝎 10g，天麻 15g，熟地 20g，川芎 12g，山药 12g，肉苁蓉 12g，巴戟天 12g，白术 12g，茯苓 12g，白芍 10g，当归 15g，石斛 12g，麦冬 12g。

处方加减：若有口角瞤动加蝉蜕 6g，地龙 8g，钩藤 12g；面肌僵硬加丹参 15g。

五、辨证论治

1. 风寒袭表

治则：温经通络，疏风散寒。

方药：葛根汤加减。

处方：葛根 20g，白芷 15g，白芍 15g，麻黄 9g，桂枝 9g，细辛 6g，甘草 6g，生姜 2 片，大枣 2 枚。

2. 风寒阻络

症状：由于风寒之邪侵袭的部位有所不同，其临床表现也不一样。风寒侵袭阳明经络，主要表现面部肌肉瘫痪，出现口眼㖞斜等症。若风寒侵袭阳明经兼少阳经，因足少阳之脉循耳后，络耳前，至颞颔部，患者除面部肌肉瘫痪以外，还可伴有耳后酸胀、乳突压痛。

治则： 祛风散寒，通经活络。

方药： 牵正散加减。

处方： 白僵蚕 12g，白附子 10g（先煎），全蝎 6g，蜈蚣 3 条，防风 12g，柴胡 12g，荆芥 10g，板蓝根 15g，细辛 3g。

处方加减： 若有发热、头痛、鼻塞、面部发紫等表证者，加麻黄 6g，桂枝 10g，葛根 15g，白芷 15g；阳明经循行部位肌肉瘫痪、麻痹严重者，加白芷 15g；少阳经循行部位肌肉麻痹严重者，加藁本 15g。

3. 脉络空虚，风邪入中

治则： 祛风通络。

方药： 牵正散加减。

处方： 僵蚕 12g，白附子 10g（先煎），全蝎 6g，蜈蚣 3 条，防风 12g，荆芥 12g，苏叶 10g。

处方加减： 如恶寒、关节疼痛明显者加麻黄 6g，细辛 3g。

4. 风寒入侵络脉，内犯阳明

治则： 祛风散寒通络，健脾养胃。

方药： 牵正散合平胃散加减。

处方： 僵蚕 12g，白附子 10g（先煎），全蝎 10g，蜈蚣 3 条，防风 12g，白芷 12g，黄芪 15g，炒白术 15g，川厚朴 12g，板蓝根 15g，陈皮 12g。

处方加减： 如口淡无味者，加神曲、麦芽、山楂各 10g。

5. 风热袭表

治则： 疏风清热，活络通经。

方药： 柴葛解肌汤加减。

处方： 柴胡 15g，黄芩 12g，羌活 12g，白芷 15g，白芍 12g，地龙 10g，石膏 30g（另包先煎），菊花 12g，金银花 12g，夏枯草 12g，葛根 15g，甘草 6g。

6. 风热侵络

治则： 祛风清热，通络活血。

方药： 牵正散合大秦艽汤加减。

处方： 僵蚕 10g，白附子 12g（先煎），蜈蚣 3 条，全蝎 10g，秦艽 12g，当归 15g，川芎 15g，防风 12g，黄芩 12g，羌活 10g，生地 15g，细辛 3g，白芷 12g，板蓝根 15g，白芍 12g。

处方加减： 头晕目赤加夏枯草 15g，山栀子 12g；耳后疼痛加藁本 12g；耳后疱疹加苍术 12g，黄柏 12g；如有发热者应去羌活、细辛，加金银花 12g，蝉蜕 12g，连翘 12g，桑叶 12g，淡竹叶 9g。

7．风痰阻络

治则：祛风除痰，通络化瘀。

方药：牵正散合定痫丸加减。

处方：僵蚕 12g，白附子 10g（先煎），蜈蚣 3 条，全蝎 6g，天麻 15g，川贝 12g，茯神 15g，胆南星 10g，石菖蒲 10g，琥珀 10g（冲服），川芎 12g，丹参 15g，远志 12g。

处方加减：瘀重者加桃仁 12g，鸡血藤 12g；面部抽搐严重者加地龙 10g，白芍 12g。

8．气血两虚，经脉失养。

治则：补气养血，濡养经脉。

方药：归脾汤加减。

处方：黄芪 30g，党参 20g，当归 15g，川芎 12g，白术 20g，熟地 15g，茯苓 15g，陈皮 12g，大枣 5 枚，甘草 10g。

9．气血不足，血虚风动

治则：补气活血，息风通络。

方药：牵正散合补阳还五汤加减。

处方：僵蚕 10g，白附子 12g（先煎），全蝎 6g，地龙 10g，党参 15g，黄芪 15g，川芎 9g，归尾 10g，白芍 12g，

鸡血藤 30g，泽兰 10g，香附 6g。

处方加减：风动明显者，加蜈蚣、蝉蜕、白蒺藜；气虚明显者，党参改人参，加炒白术、山药；血虚明显者，加生地、何首乌、丹参；痰浊明显者，加法半夏、白芥子。

10. 久病入络，肝肾阴虚

治则：补肝滋肾，止痉舒筋。

方药：牵正散合地黄饮子加减。

处方：僵蚕 10g，白附子 12g（先煎），蜈蚣 3 条，全蝎 10g，天麻 15g，熟地 15g，山药 12g，肉苁蓉 12g，巴戟天 12g，白术 12g，茯苓 12g，肉桂 10g，远志 12g，石菖蒲 10g，石斛 12g，麦冬 12g。

处方加减：若有口角瞤动，加蝉蜕 6g，地龙 8g，钩藤 12g；面肌僵硬者，加丹参 15g，当归 15g，白芍 15g。

六、注意要点

1. 针灸治疗周围性面瘫具有很好的疗效，是目前治疗该病安全、有效的首选方法。面瘫宜尽早治疗，治疗越早，疗效越好，并能缩短疗程，减少后遗症的发生。部分患者病程迁延日久，或因瘫痪肌肉出现挛缩，口角反牵向患侧，甚则出现面肌痉挛，形成"倒错"现象，致面神经麻痹后遗症，疗效较差。一般而言，由无菌性炎症导致的面瘫预后较好，而由病毒等感染导致的面瘫（如亨特综合征）则预后较差。面瘫发病第 1 周，因面神经处于水肿期，针刺疗效不显著。面神经受损部位浅表，若治疗及时、得当，一般 2 ~ 3 周可开始恢复，1 ~ 2 个月可完全恢复正常。

2. 早期治疗面瘫也应注意调整患者全身的气血。保持人体气血充盈、经脉通畅是治疗面瘫的基础。对身体健壮者多选用合谷，身体虚弱者多选用合谷、足三里。在治疗时，面部选穴相对要少，刺法宜轻，刺入宜浅。要等病情稳定后（3 ~ 7 天），机体正气旺盛、邪气不亢时，治疗才可以疏通面部阳明为主。应按病情之寒、热、虚、实施以不同手法。热证患者，其面部肌肉较松弛，苔黄，宜采用放血、拔罐及毫针泻法；寒证患者，其面部肌肉拘紧、滞涩，宜用毫针先泻后补，可配用灸法。若已形成面瘫后遗症，出现面部肌肉痉挛、面肌倒错等，宜用火针刺之。

3. 对于婴幼儿患者，昏迷患者，以及感觉障碍、皮肤溃疡、肿瘤晚期、出血性脑血管疾病（急性期）、血液病、大量吐（咯）血患者，孕妇的腹部和腰骶部，禁用热敏灸。过饱、过饥、过度疲劳、醉酒等情况下不宜施灸。施艾灸时，要防止艾火脱落灼伤患者，或烧坏衣服、被褥等物品。当艾灸局部出现水疱时，如水疱较小，宜保护水疱，切勿弄破，一般数日即可吸收，自愈；如水疱过大，可用注射器针头从水疱下方穿入，将渗出液吸出后，从原刺孔注入适量的庆大霉素注射液，并保留5分钟左右，再吸出药液，外用消毒敷料保护，一般数日可痊愈。

4. 周围性面瘫，中医辨证称为实中络，所谓急性期是指病后7～9天的发展阶段，一般年轻患者为7天，年长患者为9天。度过急性期之后进入恢复期，病情稳定逐渐向好的方向转化。灸法治疗面瘫的效果较好，但需要持之以恒，同时配合口服中药疗效更好。

5. **注重调护**　面瘫患者一般心理负担较重，特别是年轻患者，要积极开导患者，打消其恐惧感或紧张感，减轻患者心理压力，使其保持心情舒畅，防止精神紧张及情绪急躁。患者应注意保持充足的休息和睡眠，积极配合医生的治疗。

七、预防与保健

1. 面瘫患者首先要有一个良好的心态，这对于康复很重要。可以每天试着去微笑和保持一个开朗的心情。在生活中，面瘫患者要做好预防工作，时刻关注自身病情的变化，积极努力地做好生活中的细节小事，避免面部受到外界的刺激，要始终保持乐观的心态。

2. 本病在治疗期间，患者切勿再受风寒，眼睑闭合不全者可戴眼罩防护，或点眼药水，以防感染。每天用热毛巾或热水袋热敷面部，有利于病情恢复。在恢复期，患者宜自行按摩，进行功能锻炼，如进行皱眉、蹙额、皱鼻、露齿、闭眼、拉口角等面部表情肌锻炼，睡前做 1 遍眼保健操并轻柔地按摩面部肌肉，每次 10 ～ 15 分钟，以促进面部肌群功能的恢复。

3. 每天用生姜擦牙龈。将生姜切一小块，用切面擦面瘫部的牙齿与牙龈，直至感觉发热。每天 2 ～ 3 次。

4. 注意锻炼身体，增强体质。睡觉时要将面瘫侧朝上，不要挤压患侧面部。

5. 每天用温水洗脸和洗脚。晚上用热毛巾敷脸 10 ～ 15 分钟，以促进血液循环，疏通经络。

6. 治疗恢复期间，忌食辛辣、燥热、滋腻之品。

八、病案例举

病案一

黄某，女, 54 岁，干部。初诊日期: 2012 年 12 月 15 日。

患者 6 天前下乡坐车吹风后觉右耳后部疼痛不适，次日早上醒后开始出现口角向左歪，右眼闭合不全，伴右眼迎风流泪，右面颊进食时藏饭，刷牙漏水，鼓腮漏气，舌味觉减退。

检查: 右额纹变浅，右眼裂增大，鼻唇沟变浅，口角向左侧歪，右耳根（翳风穴处）压痛（＋）。舌淡苔薄白，脉浮紧。

诊断： 周围性面瘫。

辨证： 风寒袭表。

治则： 祛风散寒，温经通络。

治疗

1. 针刺疗法

取穴： 牵正、下关、迎香、地仓、风池、健侧太阳穴，配合患侧远端外关、合谷、曲池、足三里、阳陵泉穴。

操作： 对穴位区域进行常规消毒后，用平补平泻手法，对以上穴位均予以浅、轻刺激，留针30分钟。

2. 艾条温和灸 取翳风和地仓穴，采用温和灸法，每穴每次灸15分钟，灸至局部皮肤出现红晕。

3. 中药内治

方药： 葛根汤加减。

处方： 葛根20g，白芍15g，白芷15g，麻黄9g，桂枝10g，细辛6g（后下），甘草5g，大枣3枚，生姜2片。每日1剂，水煎服，早晚各1次。10剂为1个疗程。

针灸治疗7天后，局部和远端均取左侧穴位，加四白、阳白、翳风、颊车等穴，改用捻转补法，刺激稍重。针灸治疗2周后，患者右侧耳后根疼痛消失，右眼不再迎风流泪，眼睛可以闭合，患侧面部肌肉力量较健侧稍弱。此时使用电针，一组选地仓、翳风穴，另一组选阳白、太阳穴，选疏密波，再慢慢调高强度，使患者感觉面部有酸麻感、肌肉微微跳动为宜，通电20分钟，每天1次，继续治疗3周后，患者症状基本消失。之后再继续巩固治疗7天，患者痊愈。

病案二

周某，男，65岁，退休工人。初诊日期：2013**年**11**月**28**日。**

患者3天前因受凉，左侧头痛，眼睛发胀，伴有迎风流泪，耳后胀痛，第2天起床时出现口角流涎，左侧面肌麻木，漱口流水，食物常滞留于左侧齿颊之间，纳差，二便如常。

检查：口角歪向右侧，左侧额纹消失，眼睑下垂。左眼裂增大，闭合不全，下眼睑外翻，角膜反射及眼轮匝肌反射均减弱。左侧鼻唇沟变浅，说话漏风，吐字不清。不能示齿、噘嘴、吹口哨，鼓腮漏气，舌尖向左侧歪。舌质黯红，苔白，脉弦。

诊断：面瘫。

辨证：风寒阻络。

治则：祛风散寒，通经活络。

治疗

1．**针刺疗法**

取穴：四白透迎香，地仓透颊车，阳白透鱼腰，风池、翳风、颧髎、合谷、牵正、下关。

操作：先对穴位区域进行常规消毒后，采用平补平泻法，针刺隔日一行，每次留针 30 分钟。

2. 艾条温和灸 取以上穴位，每次灸 5～15 分钟，每日 1～2 次。采用雀啄加回旋灸法配合治疗。

3. 中药内治

处方： 白附子 10g（先煎），僵蚕 10g，蜈蚣 3 条，全蝎 8g，党参 12g，炙黄芪 15g，当归 12g，川芎 12g，红花 12g，丹参 15g，连翘 12g，板蓝根 15g，炙甘草 9g。每日 1 剂，水煎服，早晚各 1 次。

针药并用治疗 2 周后，患者症状有所好转，左侧可见额纹，但上部额纹尚有缺欠，左眼裂恢复正常，未见口角流涎，仍有少量食物残渣滞留于左侧齿颊之间。继续针药并用，治以温经通络，祛风散寒，针灸治疗方案保持不变，中药加鸡血藤。连用 2 周后，患者已基本恢复。为巩固疗效，继续针药并用治疗 1 周，患者左侧面肌活动自如，面部外观对称，功能恢复正常。

病案三

田某，男，48 岁，个体户。初诊日期：2015 年 11 月 5 日。

患者 2 天前和朋友饮酒后，睡在沙发上受凉，第二天晨起口角㖞斜，流口水，左眼迎风流泪，鼓腮漏气。

检查： 人中向右斜，左侧面肌痉挛，吹气时左侧漏风，右侧口角上提，左侧额纹变浅，左侧鼻唇沟变浅，左眼闭合不全、露睛，喝水时左侧口角漏水，舌向右歪，口舌麻木。舌淡苔薄白，脉沉细。

诊断：面瘫。

辨证：邪中经络。

治则：疏风通络，活血化瘀。

治疗

1．**针刺疗法**

取穴：颊车、地仓、阳白、四白、合谷、颧髎、翳风。

操作：对穴位区域进行常规消毒后，用平补平泻法，针刺隔日1次，每次留针30分钟。

2．**艾条温和灸**　使用2年陈艾条，用温和灸法灸患侧面部以上穴位，每次灸5～15分钟，每日1～2次。采用雀啄加回旋灸法配合治疗。

3．**中药内治**

处方：白附子10g（先煎），僵蚕10g，蜈蚣3条，全蝎10g，炙黄芪15g，当归12g，川芎12g，丹参15g，连翘12g，板蓝根15g，炙甘草9g。每日1剂，水煎服，早晚各1次。

针药并用治疗2周后，患者症状有所改善，左侧面肌痉挛得到控制，但有时仍有发生，左侧额纹变深，鼻唇沟也明显变深，左眼闭合不严，露睛还未完全改善。停用艾灸温和灸，其余方法同前，针药并用继续治疗4周，患者症状完全消失，面部肌肉灵活无不适感，痊愈。1年后随访，未见复发。

病案四

邓某，男，59 岁，自由职业。初诊日期：2016 年 1 月 5 日。

患者 1 个月前从外地回家，途中在车上吹风后出现右侧口眼歪斜，右眼闭合不全，右耳后疼痛明显，到某医院用药治疗后，症状无好转。遂寻求针灸治疗。

检查： 右侧口眼㖞斜，右眼闭合困难、迎风流泪，右侧额纹消失，不能皱眉，右侧鼻唇沟变浅，口角向左侧歪斜。舌尖红，有齿痕，苔薄白，脉沉细。

诊断： 面瘫。

辨证： 气血不足，风寒阻络。

治则： 疏风散寒，活血通络。

治疗

1．针刺治疗

取穴： 颊车、牵正、合谷、阳白、地仓、翳风、攒竹、太阳、大迎、承泣、足三里、三阴交、大椎。

操作： 对以上穴位区域进行常规消毒后，用平补平泻法，针刺隔日 1 次，每次留针 30 分钟。

2．艾炷隔姜灸 艾炷隔姜灸患侧面部上述穴位，每日或隔日灸治 1 次，每次灸 3 ~ 7 壮。

3．中药内治

处方： 黄芪 30g，当归 15g，川芎 10g，炒白术 12g，炒蒺藜 12g，续断 12g，女贞子 10g，全蝎 6g，僵蚕 9g，地龙

10g，防风 12g，钩藤 15g，丹参 15g，羌活 10g，牛膝 12g。每日 1 剂，水煎服，早晚各 1 次。

针药并用治疗 3 周后，患者症状有所改善，病情明显好转，右侧面部已能做鼓腮动作。依照前法，将艾炷隔姜灸改为艾条温和灸，每次灸 5～15 分钟，每日 1～2 次，采用雀啄加回旋灸法配合治疗；其余治疗方案同前，保持不变。又经针药并用治疗 2 周后，患者右眼可完全闭合，不露睛，额纹及鼻唇沟对称，能正常完成示齿、鼓腮等动作，临床痊愈。

病案五

杨某，女，62 岁，退休教师。初诊日期：2016 年 11 月 20 日。

患者 2 天前坐车回老家看望亲人，回家后发现右耳胀痛，第 2 天又发现口角歪斜，漱口流水，急送某医院治疗近 1 个月，未见好转。遂寻求针灸治疗。

检查： 口歪，左口角上吊，右口角下垂，右侧面颊部肌肉拘紧，右侧额纹消失，右侧眼睑闭合不严，右侧鼻唇沟消失，口舌麻木。舌质紫黯少苔，脉沉细。

诊断： 面瘫。

辨证： 邪中经络，脉络瘀阻。

治则： 舒经活血，通络调经。

1. **针刺疗法**

取穴： 颊车、地仓、阳白、四白、合谷、颧髎、翳风、下关、风池。

操作： 对穴位区域进行常规消毒后，采用平补平泻手法，每次留针30分钟，针刺隔日1次。

2. **艾炷隔姜灸** 用艾炷隔姜灸对患侧面部上述穴位施灸，每日或隔日灸治1次，每次3～7壮。

3. **按摩** 按常规方法对患侧面部进行按摩。

4. **中药内治**

处方： 白附子10g（先煎），僵蚕10g，蜈蚣3条，全蝎10g，土鳖虫10g，炙黄芪20g，当归12g，川芎12g，党参15g，防风12g，羌活12g，炙甘草9g。每日1剂，水煎服，早晚各1次。

针药并用治疗5周以后，患者症状基本好转，咀嚼较前有力，眼睑基本能闭合，右口角下垂明显减轻，仅见右侧额纹尚缺。针刺治疗方法同前，针对额纹消失的症状加阳白透头维。艾灸方法同前，将艾炷隔姜灸改为艾条温和灸，使用2年陈艾条施灸，每穴每次灸5～15分钟，每日1次。对中药内治处方进行调整，以加强养血活血、舒经活络之功。

处方： 白附子10g（先煎），僵蚕10g，蜈蚣3条，全蝎10g，土鳖虫10g，炙黄芪20g，当归12g，川芎12g，党参15g，炒白术12g，防风12g，丹参12g，白芍12g，赤芍

12g，鸡血藤 12g，络石藤 12g，炙甘草 9g。每日 1 剂，水煎服，早晚各 1 次。

针药并治继用 3 周后，患者自己感到面部症状基本消失，口舌灵活已无不适感，眼睑能闭合，两侧面肌对称，左右额纹大致对称，口角基本恢复正常。为巩固治疗，继用上法治疗 1 周，患者痊愈，随访 2 个月未见复发。

第三章

颈椎病

颈椎病又称"颈椎综合征",是指颈椎间盘退行性改变及颈椎骨质增生,刺激或压迫了颈部邻近的脊髓、神经根、血管及交感神经,并由此而产生头枕、颈项、肩背、上肢等部位疼痛以及进行性肢体感觉和运动功能障碍等而出现的一种症状繁杂的综合征。其临床表现为头晕,头痛,恶心,颈、肩臂、肩胛上背及胸前区疼痛,手臂麻木,肌肉萎缩,甚至四肢瘫痪。临床将颈椎病分为6种类型,即颈型、神经根型、脊髓型、椎动脉型、交感神经型和混合型。

颈椎病为临床常见病,属于中医学"痹病"的范畴。本病多见于40岁以上中老年人,由于伏案久坐、跌仆损伤、动作失度、慢性劳损、外感风寒湿邪、年老正虚等原因,导致椎间盘发生退行性变后,椎体间隙松动,椎体缘产生骨赘(骨刺或骨崤),或椎间盘破裂、脱出等使颈部脊神经根、脊髓、椎动脉及交感神经发生功能或结构上的损害,并引起相应的临床表现。

一、病因病机

（一）中医学认识

颈部为人体之枢，支撑头部活动的要冲，体积最小，强度最差，活动度大，活动频率之高，单位面积承重大；上举头颅，下联身躯，活动四肢。本病病因较为复杂，中医学认为本病发生的主要原因是"内虚"，即肝肾亏虚，筋骨失养，经气空虚，经络受损。人体正气不足，气虚无力，气滞则血瘀，气滞血瘀则脉络受阻，颈项部经络气血运行不畅，气血不能养益脑窍，或气虚卫外不固，风寒湿邪乘虚侵袭机体，风湿痹阻，使经络瘀阻、气血不畅，日久凝滞成瘀、成痰，急性发作，而致颈项剧痛，转动不便，掣引肩臂，治疗不当，则发展成慢性期。本病慢性发作主要由慢性劳损所致，与某些职业有关，如缝纫、刺绣、雕刻、修表等长期低头工作或操作电脑而久坐等。慢性劳损，致气血耗伤，引起颈部气滞血瘀，经络痹阻，加速颈椎退行性变而发为本病。中医学认为肝主筋，肾主骨。若肝肾不足，肝肾精亏，筋骨受累则颈首当其冲。随着年龄的增长，椎间盘含水量逐渐减少，因而逐渐失去弹性和韧性，纤维环弹力减退，由于负重、活动及外伤的因素可使椎间盘向外突出。椎间盘变性后，椎间盘软弱，椎间隙狭窄，椎体间不稳会产生错动，此错动牵拉纤维环及四周纵韧带，纤维环和纵韧带牵拉椎体边缘，可引起骨膜下出血，血肿机化、骨化即产生骨质增生，形成骨刺或骨嵴；血肿若渗入后纵韧带下，可形成后纵韧带骨化。此外，黄韧带肥厚、变性，钩突关节增生及小关节的继发性改变均是形成颈椎病的原因。这些变化在活动范围大，易于遭受外力损伤的下颈椎更容易发生。结构上的变化必然导致颈椎椎管或椎间孔的变形、变窄，通过直接刺激、压迫或影响其血液循环致使颈部脊神经根、脊髓、椎动脉及交感神经发生功能或结构上的损害，从而引起各种症状。本病病位在颈部筋骨，与督脉、足太阳经、手太阳经、手阳明经密切相关。

（二）西医学认识

1. 病因　颈椎是脊柱中体积最小，但灵活性最大、活动频率最高的节段。自出生后，随着人体的发育、生长和成熟，颈椎不断地承受各种负荷，长期劳损或外伤导致其逐渐出现退行性变。尤其是颈椎间盘退行性变，不但其发生较早，而且是诱发或促进颈椎其他部位组织退行性变的重要因素。颈椎病发病主要源于以下几个方面：

（1）外部损伤：主要包括直接暴力损伤和间接暴力损伤。常见的直接暴力损伤包括扭、闪、挫、撞击等致伤。间接暴力损伤包括头部受到外力撞击，应力传导致颈部受伤。

头颈部的外伤与颈椎病的发生和发展有明显的关系，根据损伤的部位、程度可在各种不同阶段产生不同影响。如垂直压缩暴力可导致颈椎椎体压缩性骨折，造成颈椎生理前曲消失或弧度减小，受损节段椎间盘受力加大，加速颈椎退变。对颈椎已有退变且合并颈椎椎管狭窄者来说，颈椎外伤还可造成急性脊髓前中央动脉综合征等，出现肢体瘫痪。而前纵韧带撕裂，虽不直接损害脊髓和神经根，但由于造成颈椎失稳，加速受损椎节的退行性变。过屈暴力则使得颈椎椎节前脱位，当暴力消失后，脱位的椎节可恢复至原来位置。因局部软组织的损伤，损伤部位存在颈椎不稳，若不及时处理，日后颈椎不稳加重，椎体后缘骨质增生，可构成对脊髓的刺激和压迫。

（2）**慢性劳损**：系颈部肌肉、骨骼长期、反复受到不正常应力的结果，是指超过正常生理活动范围最大限度或局部所能耐受值时的各种超限活动所引起的损伤，如长期低头伏案工作、高枕睡眠等，均可导致颈部肌肉、韧带的慢性劳损，在临床上尤为多见。其有别于意外创伤，是一种长期的超限负荷。

（3）**气候因素**：寒冷可降低项背部的痛阈，使项背部产生长期慢性疼痛或肌纤维炎，还可因为抗病性肌紧张而增加颈椎关节内部的压力，促使关节老化。另外，寒冷影响局部血液循环，使代谢产物堆积，致肌肉、韧带、血管、神经等组织受致痛物质的刺激，进而引起肌肉痉挛、血管收缩、神经功能障碍、颈椎内外平衡失调而致病。

（4）颈部炎症：颈椎不稳和慢性感染时，炎症可沿淋巴扩展到关节囊，直接刺激邻近的肌肉和韧带，致使韧带松弛、肌张力减低，椎节内外平衡失调，上下失稳，颈椎椎体及小关节因此受到损害，破坏了其稳定性，加速促进退行性病变的发生和发展。

（5）慢性胸椎疾病：可代偿性地引起颈椎生理曲度的改变、应力的改变，而诱发局限性的骨赘形成和韧带、肌肉的劳损，继发颈椎病。

（6）年龄与体质因素：人到中年以后，颈椎间盘开始发生退行性改变。椎间盘退行性改变是颈椎病发病的普遍因素，也是发病的基础。随着年龄的增长，体质不断下降，人体的性激素、降钙素、糖皮质激素、生长激素、孕激素等多种分泌激素发生紊乱，致使钙的代谢障碍，引起颈椎钙盐沉积，而形成骨赘。

（7）结构因素：由颈椎的某些解剖缺陷引起。例如，椎动脉在寰椎、枢椎有多个扭曲，此易引发椎动脉型颈椎病。颈椎管呈三角形，而脊髓颈段则呈椭圆形，在颈膨大位置，颈椎管没有相应增大，颈椎的骨质增生、韧带肥厚易致使脊髓颈段受压，而形成脊髓型颈椎病。

2. 病理 从病理角度上可将颈椎病的发生分为以下几

个阶段：

（1）**颈椎间盘变性**：颈椎间盘是无血液循环的组织，对抗伸屈及旋转外力的能力很差，大的旋转力可引起纤维环外层破裂，导致椎间盘突出。当屈曲或后伸时再加上旋转外力，可引起纤维环从内向外断裂。如果突出的髓核穿过中央裂隙的后纵韧带进入椎管内则称为脱出。在椎管狭窄的情况下，无论突出或脱出均可以压迫脊髓，也可以压迫或刺激神经根或椎管内的血管。但究竟何者受累，取决于脊髓变位的方向与程度。在无椎管狭窄的情况下，也可由于椎管内的脊神经脊膜支（又称窦椎神经）末梢受刺激出现颈部症状。

椎间盘发生突出，除外伤原因外，还有内分泌及生化改变等原因。其退变大多从发育成熟开始，由于软骨板逐渐骨化，其通透性逐渐降低，而造成髓核逐渐脱水，以致纤维化，椎间盘厚度减小，椎间隙变窄，脊柱稳定性下降。

（2）**小关节及韧带的改变**：因椎间盘的退行性改变而致后关节囊及钩椎关节松弛，关节腔变小，关节面易发生磨损而增生；前后纵韧带松弛及项韧带肥厚、钙化、骨化等，使椎体稳定性下降，促使代偿性变；黄韧带肥厚、钙化压迫脊髓。

（3）**椎体骨刺形成**：由于椎间盘退行性改变，韧带下间隙的血肿形成，成纤维细胞即开始活跃，并逐渐长入血肿内，渐而以肉芽组织取代血肿。随着血肿的机化、老化和钙盐沉积，最后形成突向椎管或突向椎体前缘的骨赘（或称为骨刺）。或直接，或间接地压迫神经、血管。

（4）椎动脉改变：多种病理改变刺激椎动脉出现痉挛、塌陷、纡曲、管腔狭窄，久之则血管壁纤维化，血栓形成，血管闭塞，导致血流动力学改变，椎-基底动脉供血不足，出现脑及脑神经症状。

（5）颈脊神经根改变：椎间孔狭窄，初期根袖渗出、水肿、无菌性炎症改变；后期根袖纤维化，加剧对神经根压迫，使之缺血、退变，甚至出现沃勒变性（俗称华勒变性）。

（6）脊髓改变：因直接压迫、间接激压、血液循环障碍等而致脊髓出现功能障碍，甚至出现脊髓变性、软化及空洞。

二、临床表现及诊断要点

颈椎病按病变部位、范围以及受压组织的不同，而出现不同的临床表现和体征。

1. 颈型颈椎病 颈型颈椎病在临床上比较常见，一般多在夜间或晨起时发病，常发作后自然缓解和反复发作，多见于30~40岁女性，大多由于感受风寒、环境潮湿、枕头高度不适、卧姿不当或长期伏案作业，造成颈部肌肉、韧带和关节的劳损所致，另外也有因外伤造成。由于劳累或肌力不协调和颈椎生理曲线的改变，颈椎椎间盘退变，椎体移位，小关节错缝，造成颈椎关节囊和韧带的松弛，颈椎小关节失稳。

（1）**临床表现**：颈项强直，枕部肌肉酸胀疼痛，颈部活动受限，头颈限制在一定位置，较重者颈项部疼痛、板硬，脖子发僵，或有胸痛，颈部两侧肌肉压痛明显，头痛常见部位为顶枕部和颞部。

（2）**病因病机**：颈型颈椎病多由风寒、潮湿、劳累、卧时枕头高度不适或卧姿不当，头颈部长时间处于单一姿势，而使颈肌、韧带和关节劳损，也有由外伤造成。由于颈肌、韧带和关节劳损而导致颈肌的痉挛，使颈椎生理曲线改变和肌力不协调，颈椎关节囊和韧带松弛，颈椎小关节失稳而发病。

（3）**体征**：颈部偏歪，正常活动受限，颈部肌肉压痛、痉挛，常见颈椎旁肌肉、斜方肌、菱形肌、胸锁乳突肌以及冈上肌、冈下肌，或大小圆肌部位有压痛；颈部触诊检查可有棘上韧带肿胀、压痛，棘旁压痛，多无放射痛。可有棘间隙改变和棘突侧突。

（4）**辅助检查**：早期影像学检查一般无明显异常。部分患者颈椎 X 线侧位片可见颈椎生理曲度变直、消失，甚至反弓，颈椎生理弧度在病变节段改变。正位片可见颈椎后关节呈"双边""双突"征，功能位片可见轻度梯形或屈伸活动度较大，可看到关节突关节的重影和不协调样变化等。

（5）诊断要点

1）颈部有压痛点，颈项部有酸、痛、胀等症状。

2）X线侧位片可见颈椎曲度有变直、消失，甚至反弓等改变，正位片可见颈椎后关节呈"双边""双突"征，功能位片可见轻度梯形或屈伸活动度较大，可看到关节突关节的重影和不协调样变化等。

3）应排除其他疾病，如冻结肩、落枕、肌筋膜炎等。

2. 神经根型颈椎病　神经根型颈椎病是传统的颈椎病，在临床上最为常见。

（1）临床表现：颈肩疼痛，头晕，手指、手臂麻木，枕部及后颈部疼痛，疼痛为酸痛、钝痛、刺痛或触电样窜痛，轻者为酸痛、胀痛，重者如针刺。典型的神经根型疼痛范围广泛，头、颈肩、肩胛部、上胸部及上肢等均可出现疼痛。而神经根受损疼痛主要表现在臂丛神经分布区域，如颈、肩、臂、手部位。麻木是因脊神经后根受到损害所致，以感觉受累为主，受累神经支配区皮肤感觉减退、发凉，肢体酸困不适，常见麻木，麻木多见于手指、前臂部，也可见于头颈部、上臂部，但麻木程度不一样，劳累和受寒后手、颈部活动时麻木症状加重。

（2）病因病机：神经根型颈椎病主要病机在于营卫不和，外感风寒湿邪，痹阻于经络，或由脾胃虚弱，痰凝阻滞脉络，而使气血不畅，脉络受阻，或因年老体弱、久病、劳损，造成肝肾亏损，筋骨失养所致。

（3）体征：颈部活动不同程度地受限，头颈部偏歪或强制体位。颈部肌肉僵硬，颈椎棘突旁、患侧肩胛骨内上角压痛或肿胀。椎间孔挤压试验和臂丛神经牵拉试验为阳性。手和前臂部位的感觉减退，肌张力降低以及肌肉萎缩，在手内侧肌最为明显。

（4）辅助检查：X 线侧位片可见颈椎生理前凸减小或消失，或有变直、中断、成角、反张等变化，椎间隙狭窄，椎间孔变小，椎体移位，椎体前、后缘骨质增生，项韧带钙化。正位片上可以看到有颈椎侧弯，钩椎关节不对称、增生明显等。CT 检查可了解病变处椎间盘侧方突出以及颈椎椎管和神经根管变窄情况，骨刺对椎管和椎间孔的影响，脊髓或神经根受压的程度。MRI 检查可观察椎管内结构的改变，可了解椎体后缘骨质增生对硬膜囊脊髓的影响。肌电图检查主要用于运动神经元疾病、进行性肌肉萎缩症与神经根型颈椎病萎缩型的鉴别。

（5）诊断要点

1）临床表现与影像学检查所见相一致。

2）牵拉、挤压、头部叩击等试验均呈阳性。

3）根性症状与体征和病变节段相一致。

4）应仔细排除颈椎外的其他病变。

3．脊髓型颈椎病 脊髓型颈椎病相对少见，但一旦发病，症状比较严重，致残率也相当高，因此早发现、早治疗对本病的恢复显得十分重要。尤其本病发病初起时颈部症状不明显，最容易误诊或漏诊。

（1）**临床表现**：以慢性进行性四肢瘫痪为主要特征。早期表现为双侧或单侧下肢发紧、发冷、麻木、疼痛、僵硬，肌肉颤动，两腿发软、无力，头重脚轻，如同踩棉花感，行走不稳，步态笨拙，走路困难，容易摔倒。随着病程发展，症状可逐渐加重并转为持续性，表现为肌力减弱，上肢无力，手部发抖，手持东西不稳，常常坠落，手脚活动不灵活；肌肉逐渐萎缩，以骨间肌、鱼际肌为著，甚至出现痿病；上运动神经元或神经束损害的不全痉挛性瘫痪，继而四肢瘫痪，以至卧床不起，甚至呼吸困难，小便失禁或潴留。舌质黯，脉沉迟或沉弦。

（2）**病因病机**：脊髓型颈椎病主要由于各种原因直接对脊髓产生机械性压迫、摩擦和交感神经的刺激而导致脊髓血管痉挛，造成脊髓组织血液循环障碍，而发生变性、坏死和液化。早期病变呈轻度的改变，尽早治疗可使患者恢复。如脊髓组织破坏明显者，由于颈椎的活动，可使病变加重。

（3）**体征**：颈部活动受限或不明显，颈椎棘突侧偏、压痛，上肢呈中枢性或周围性不全瘫痪，下肢肌张力增高，呈中枢性不全瘫痪，腱反射亢进，病理反射阳性，常见者依次为霍夫曼征、巴宾斯基征、髌阵挛、踝阵挛、查多克征、戈登征和奥本海姆征。

（4）辅助检查: X 线检查可见颈椎生理曲线和颈椎退行性改变，受损节段椎体后缘可见骨赘，颈椎失稳移位，颈椎后缘台阶形成，椎间隙狭窄，椎体后缘增生较严重并突入椎管。CT、MRI 检查可明确诊断椎体后缘骨赘、椎管矢状径的大小、后纵韧带骨化、黄韧带钙化、椎管变窄、椎体后缘增生物或颈椎间盘膨出压迫脊髓。

（5）诊断要点

1）根据颈脊髓受损的临床表现。

2）影像学检查可见颈椎退行性改变。

3）应仔细排除颈椎外的其他病变，如椎管内肿瘤、末梢神经炎、肌萎缩侧索硬化等。

4．椎动脉型颈椎病 椎动脉型颈椎病是临床常见而又比较复杂的疾病。椎动脉主要从第 2 颈椎通过横孔，在椎体旁上行。因钩椎关节骨赘形成、椎间隙变窄、颈椎不稳等原因刺激或压迫椎动脉，引起大脑后动脉、小脑下动脉以及内耳动脉供血不足而产生的病症。

（1）临床表现: 本病症状表现较为复杂多变：颈部疼痛，活动受限；头痛发生率约为 70%，以偏侧头痛为主，多局限在枕部或顶部，也有向同侧颞部、面深部、耳部、牙部放射，疼痛多为跳痛、胀痛；眩晕是本病的主要症状，颈后伸或头部旋转活动诱发或加重眩晕，甚至猝倒，但在猝倒后因颈部位置改变可马上清醒，这是本型颈椎病的特点；视力减退，视物不清，复视，一过性黑矇，视野阙如，甚至失明；常伴有耳鸣、耳聋、记忆力减退、智力下降、语言不清、吞咽障碍、咽反射消失、喝水返呛、声音嘶哑；面部、口周、舌体可出现麻木或针刺感，亦有四肢麻木或半身麻木；也有的患者同时伴有颈神经根型及交感神经刺激征。

（2）病因病机：造成椎动脉供血障碍的原因很多，如椎－基底动脉受压或椎动脉孔狭窄、栓塞，外伤后椎动脉周围血肿造成的粘连和狭窄等，钩突关节增生、错位变形，或周围软组织变性、韧带钙化、慢性炎症及一系列的退行性改变，使颈椎不稳，退变等直接刺激或压迫椎动脉，导致颈椎动脉受压而致气滞血瘀，或刺激颈椎关节囊韧带或椎动脉壁周围的交感神经，反射性地引起椎动脉痉挛而形成颈椎病。

（3）体征：患者颈部肌肉发僵，颈枕部压痛，活动受限。颈椎棘突部侧偏、压痛，或伴有根性症状者可有上肢窜麻。颈椎屈伸活动不利，椎体轻度滑移，后关节错位。头部后仰或者旋转时，眩晕、恶心等症状发作或加重。有的患者项韧带部位压痛很明显，轻轻触摸就可引起剧痛、恶心、呕吐和眩晕发作，触压停止后又可恢复原状。

（4）辅助检查：颈椎 X 线正位片主要观察钩椎关节突出的骨赘、颈肋及颈椎横突情况，特别注意钩椎关节是否对称，两侧钩椎关节间隙是否对称，椎体是否倾斜错位。侧位片要注意观察椎间隙是否有狭窄，椎体前后缘骨质增生，椎体移位。斜位片可以更好地观察钩突关节骨赘的大小及椎间孔的改变和钩椎关节的改变。CT 检查可显示左右横突孔大小不对称，一侧相对狭窄。椎动脉造影可见椎动脉弯曲、扭转、变细、狭窄、压迫或完全梗阻。

（5）诊断要点

1）颈部肌肉发僵，颈枕部压痛，颈源性眩晕，是否有猝倒病史。

2）头部后仰或者旋转呈阳性。

3）影像学检查可见颈椎钩椎关节骨赘、横突孔大小不对称、椎动脉弯曲、扭转、变细等影像学改变。

4）患者多伴交感神经症状。

5）排除神经官能症、颅内肿瘤等。

6）排除耳源性眩晕、眼源性眩晕。

5．交感神经型颈椎病 交感神经型颈椎病临床表现比较复杂，症状的差别也较大，有些症状甚至互相矛盾。一般认为各种结构颈椎病变的刺激可通过脊髓反射或脑 – 脊髓反射而发生一系列交感神经症状。

（1）临床表现： 交感神经型颈椎病主要表现为交感神经兴奋症状：头痛或偏头痛，头晕头胀头沉，头皮发麻，颈后部或枕部疼痛，颈部酸痛，可伴有恶心、呕吐、面部发热、麻木、充血等。眼部症状可表现为视物模糊、视力下降、睁眼无力、眼球胀痛、眼前冒金星、眼球内陷、迎风流泪、眼睑下垂、瞳孔扩大或缩小。耳部症状表现为耳鸣、耳聋、听力下降、耳内疼痛等。鼻部症状表现为鼻咽部不适或有异物感，疼痛，鼻塞，慢性鼻炎或咽炎。可见胸前不适，胸闷，心前区疼痛，心慌，心律不齐，阵发性心动过速或血压升高，肢体发凉、发木，局部温度下降等。其他症状还有三叉神经痛、枕大神经痛、舌下神经功能障碍、胃肠功能紊乱、胃痛、大便干秘或溏泻、尿频、尿急、闭经等。还有患者常伴有半身酸痛、胀麻，失眠、多梦、心烦、易于冲动等情志的症状出现。脉沉细数，舌体瘦小，舌质红绛，无苔或少苔。

（2）病因病机：交感神经型颈椎病是由于颈椎的退行性变造成颈部交感神经受到直接或间接的刺激所致。颈椎的退变，颈椎小关节的错位变形，生理曲线的改变，钩突关节增生，或周围软组织变性，韧带硬化，慢性炎症等造成的创伤性反应都可能形成对椎动脉、硬膜、后纵韧带、关节囊等部位交感神经末梢的刺激和压迫而引起的一系列症状。

（3）体征：患者头部转动时，颈部或枕部疼痛加剧，如压迫患者不稳定的颈椎棘突可诱发或加重交感神经症状。

（4）辅助检查：X线检查可显示钩椎增生，椎间孔变狭窄，颈椎生理弧度改变或有不同程度的错位，颈椎退行性改变及颈椎屈伸时颈椎节段不稳。MRI等检查结果与神经根型颈椎病基本相似。椎动脉造影有受压现象。

（5）诊断要点

1）本型颈椎病在头面、颈、胸、心脏、上肢等部位有自主神经功能紊乱的症状。

2）在辅助检查中有颈椎病的影像学改变，临床伴有颈神经根或脊髓受损的症状表现。

3）颈部硬膜外阻滞或颈胸神经节阻滞后，症状可消失或明显减轻。

4）应仔细排除颈椎外的其他病变。

6．混合型颈椎病　2种或2种以上类型颈椎病表现同时出现，称为混合型颈椎病。临床上常见以1种类型颈椎病为主，兼有其他型。X线检查可观察到颈椎生理曲度变直或过大，甚至反张畸形，椎体边缘骨质增生，椎间隙狭窄，椎间孔变小，韧带钙化等。

临床表现：头昏，眩晕，转动颈部时头晕加重，重者神昏摔倒；头项、巅顶部疼痛，肩背肢体疼痛，固定不移；耳鸣耳聋，视力减退，心悸，胃脘胀闷，恶心呕吐，咳喘，胸闷，胁胀；舌体胖，舌质黯，苔黄或黄腻，脉细涩或弦滑。

三、辨证论治

（一）督阳不行，太阳经输不利

主症：该证型临床最为常见，以颈部症状为主。表现为颈部疼痛，发病早期可有头痛，逐渐发展至以头痛为主，颈项部板直、僵硬，颈部活动受限，颈项、肩背部疼痛不能触碰，触压或遇寒时疼痛加重，部分患者疼痛或伴有一过性上肢麻木，无力。舌苔白腻或薄白，脉浮缓。

1．针刺疗法

取穴：天柱、大椎、风池、风府、定喘、大杼、外关。

随证配穴：①头痛明显者，加头维，太阳。②颈项发硬者，加颈三针，落枕。③肩臂疼痛者，加天宗，肩井。④手臂疼痛者，加列缺，支正。

操作：先对穴位区域进行常规消毒，风池斜刺，风府直刺，但不能强捻转，以防伤到脊髓，其余诸穴均用针刺捻转泻法。针大椎穴时患者应微低头，针尖向患侧微斜，进针1寸左右，使针感向患侧肩臂传导，患者感觉有麻胀感为度，针刺不宜太深；定喘穴斜刺，两针尖相对，以患者感觉有麻胀感为度。

2．常规灸法

取穴： 取颈部夹脊、大椎、曲池、肩髃、阿是穴。

操作： 进行艾条灸，每穴每次艾条悬起灸 5 ~ 10 分钟，或实按灸 5 ~ 7 次。每日或隔日 1 次，10 次为 1 个疗程。

3．热敏灸

（1）高发热敏穴位区域： 首先对穴位热敏高发部位如风府、风池、大椎、肩井、肺俞、神庭、至阳等穴区进行穴位热敏探查，标记热敏穴位。

（2）热敏灸操作方法

1）开始对大椎、至阳、风府等穴区循经往返灸 10 ~ 15 分钟以温通经脉，促进局部气血运行，增强敏化，再施以温和灸。

2）肩井穴压痛点单点温和灸，自觉热感透向项背部及上肢扩散或自觉肩部有酸、胀、紧、压、痛感，灸至热敏灸感消失。

3）颈夹脊穴压痛点单点温和灸，自觉热感透向项背部并向四周扩散或自觉项背部有酸、胀、紧、压、痛感，灸至热敏灸感消失。

4）大椎、风池穴三角温和灸，自觉热感沿督脉传至项背部，灸至热敏灸感消失。

（3）灸疗疗程：每次选取上述 2 ～ 3 组穴位，每天 1 ～ 2 次，10 次为 1 个疗程，两个疗程之间休息 2 ～ 5 天，共进行 2 ～ 3 个疗程。

4．中药内治

治则：祛风散寒，通络止痛。

方药：葛根汤加减。

处方：葛根 15g，桂枝 10g，白芍 15g，丹参 15g，防风 12g，羌活 12g，甘草 9g，生姜 3 片。

处方加减：①头痛、颈项疼痛较重者，加姜黄 12g，藁本 10g。②全身拘紧或肢体麻木者，加地龙 9g，川芎 12g，鸡血藤 15g。③寒湿凝重者，加制附子 9g（先煎），细辛 3g，威灵仙 15g。

5．中成药

颈复康颗粒：有活血通络、散风止痛之功。用于正气不足，风寒湿痹引起的颈椎病，颈椎骨质增生引起的脑供血不足、头晕、颈项僵硬、肩背酸痛、手足麻木等症。口服每次 1 ～ 2 袋，开水冲服，每日 2 次，饭后服用为宜。孕妇忌服，胃溃疡、肾性高血压患者慎服。

（二）痹证型

主症：主要表现为与脊神经根分布区相一致的感觉、运动及反射障碍。临床以神经根性疼痛最为多见，头、颈、肩、背和四肢疼痛，痛有定处，头痛以后头痛或偏头痛较多见，手、臂疼痛多为酸痛、热痛，重者疼痛剧烈，坐卧不安。颈部僵硬，活动受限，后颈部可触及条索状物或有压痛。上肢沉重、无力、麻木，手指屈伸不利，指端麻木，不知痛痒。喜热恶寒，四肢发凉，胸部发闷，纳呆等。舌质黯，舌体肥胖，有齿痕，脉沉细涩。

1．针刺疗法

取穴：大椎、风池、天柱、大杼、太渊、定喘、风府、曲池、天井、尺泽、外关、合谷、后溪、颈夹脊、秉风、血海、太溪、太冲、足三里。

随证配穴：①头痛、头重者，加头维、太阳、本神。②上肢疼痛麻木者，加天府、孔最、肩髎。

2．常规灸法

取穴：取颈部夹脊穴、大椎、肩髃、肩井、曲池、阿是穴。

操作：进行温灸盒灸，每穴每次灸治10～20分钟，以局部皮肤出现红晕为度。每日或隔日1次，10次为1个疗程。

3. 热敏灸

（1）高发热敏穴位区域： 首先对穴位热敏高发部位如风府、风池、大椎、肩井、肺俞、神庭、至阳等穴区进行穴位热敏探查，标记热敏穴位。

（2）热敏灸操作方法

1）开始对大椎、至阳、风府等穴区循经往返灸 10～15 分钟以温通经脉，促进局部气血运行，增强敏化，再施以温和灸。

2）颈夹脊穴压痛点单点温和灸，自觉热感透向项背部并向四周扩散或感觉项背部有酸、胀、紧、压、痛感，灸至热敏灸感消失。

3）肩井穴压痛点单点温和灸，自觉热感透向项背部及上肢扩散或感觉肩部有酸、胀、紧、压、痛感，灸至热敏灸感消失。

4）大椎、肺俞穴三角温和灸，自觉热感向项背部及上肢扩散传导至腕部，如感传不能至腕部，可再取 1 支点燃的艾条放置感传所达部位的端点，进行温和灸，一直接力使感传到达腕部，灸至热敏灸感消失。

（3）灸疗疗程： 每次选取上述 2～3 组穴位，每天 1～2 次，10 次为 1 个疗程，两个疗程之间休息 2～5 天，共进行 2～3 个疗程。

4．中药内治

治则：温经散寒，通络止痛。

方药：独活寄生汤加减或柴葛解肌汤加减。

独活寄生汤加减：独活12g，桑寄生15g，秦艽12g，防风12g，当归12g，川芎12g，熟地15g，黄芪15g，盐炙杜仲12g，川牛膝15g，徐长卿8g，制附子12g（先煎）。每日1剂，水煎，温服，7天为1个疗程。

处方加减：头痛甚者，加蔓荆子12g，荆芥穗12g；上肢疼痛甚者，加威灵仙12g，桑枝12g，片姜黄15g，地龙9g；上肢麻木甚者，加桂枝12g，加大黄芪用量；对于病程较久，肢体拘挛，抽掣疼痛者，加全蝎6g，蜈蚣8g，以加强通络止痛，祛风除湿的作用。

柴葛解肌汤加减：柴胡15g，枳壳12g，桔梗12g，红花10g，葛根20g，黄芩12g，白芷12g，羌活15g，白芍15g，桃仁10g，当归12g，牛膝12g，甘草6g。每日1剂，水煎，温服，7天为1个疗程。临证时可随症加减。

5．中成药

（1）壮骨关节丸：补益肝肾，养血活血，舒筋通络，理气止痛。用于颈椎骨质增生。口服，浓缩丸每次10丸，水丸每次6g，每日2次，早、晚饭后服用。肝病患者慎用。

（2）通痹片：调补气血，祛风渗湿，活血通络，消肿止痛。主治寒湿阻络，肝肾两虚型痹病。口服，每次2片，每日2次，饭后服用。孕妇忌服，无风邪者、属血虚生风者忌用；有肝肾功能损害与高血压病史者慎用。

6. 中药热敷

自拟方： 土鳖虫30g，威灵仙30g，制川乌20g，制草乌20g，白芥子20g，肉桂20g，五灵脂20g，秦艽30g，皂角30g，延胡索30g，乌梢蛇30g，鸡血藤50g，防己30g，千年健20g，丹参30g，补骨脂20g，续断20g，狗脊20g，羌活20g，徐长卿20g。将上药装入纱布袋内，扎口，放入容器内，加清水适量，浸泡24小时，温火煎煮30分钟，放入老葱100g，过滤后浓缩约500ml，再放入食醋100ml备用。然后将浓缩好的中药药液浸于毛巾，将湿毛巾热敷于患处。每晚1次，每次敷40分钟，凉则换敷。每剂药可用4天，每次煎煮都需加葱和醋，用量同上。本方具有温经散寒、祛风除湿、活血化瘀、益肾通络之功。

（三）气滞血瘀

主症： 本型主要表现为头眩晕，大多数患者均有头眩晕症状，只是轻重程度不同，发病时眼花，耳鸣耳聋，或眼球颤动，视物模糊，头重脚轻，天旋地转，站立不稳。严重眩晕时可突现四肢麻木，软弱无力跌倒，多数神志尚清。阵发性头痛也是常见症状，发作突然，持续时间长短不同，发作时常伴有恶心呕吐、胸闷胸痛、精神烦躁、气短心慌等症状。记忆力下降，视力减退，眼内闪光，甚至失明。舌质紫黯，有瘀点或瘀斑，脉细涩或弦细。

1. 针刺疗法

取穴：风池、百会、大椎、定喘、颈百劳、颈夹脊、太渊、大杼、足三里、三阴交、劳宫、血海、涌泉。

操作：每次选 3～5 穴，急性期每日治疗 1 次。先对穴位区域进行常规消毒，足三里、三阴交均用补法，其余穴位用中等刺激或强刺激。针刺颈夹脊穴时，针尖向椎体方向斜刺 0.3～0.5 寸，注意针尖不宜向外或过深，以免伤及椎动脉。

随证配穴：①猝倒者，加八邪、八风。②颈项强直，不能回转左右者，配肩外俞。

2. 常规灸法

取穴：取颈部夹脊穴、大椎、肩髃、曲池、肩井、阿是穴。

操作：进行艾炷隔姜灸，每次每穴灸治 10～20 分钟，艾炷如枣核大小。每日或隔日 1 次，7 次为 1 个疗程。

3. 热敏灸

（1）高发热敏穴位区域：首先对穴位热敏高发部位如风府、风池、大椎、肩井、肺俞、神庭、至阳等穴区进行穴位热敏探查，标记热敏穴位。

（2）热敏操作方法

1）开始对大椎、至阳、风府等穴区循经往返灸 10～15 分钟以温通经脉，促进局部气血运行，增强敏化，再施以温和灸。

2）神庭、大椎穴双点温和灸，患者感觉热感透向穴位深部或发生扩散、传导，灸至热敏灸感消失。

（3）灸疗疗程：每次选取上述 2～3 组穴位，每天 1～2 次，10 次为 1 个疗程，两个疗程之间休息 2～5 天，共进行 2～3 个疗程。

4. 头颈部推拿加点穴疗法 开始先取俯卧位，在颈背先以㨰、推手法，让肌肉放松后用拇指和中指从双风池穴棘突两侧上下滑动 10 次，再用㨰、按、揉法施于颈肩背肌群（头夹肌、菱形肌、斜方肌、冈上肌、冈下肌）。然后取仰卧位，揉捏肩井穴、锁骨上窝，对胸锁乳突肌进行㨰、推、拿后，做颈部侧扳法（眩晕者不做此操作）。再取坐位，做头部点推按摩，有头痛症状者取印堂、风池、头维、百会、太阳、睛明、上星、攒竹、率谷等穴，推拿头部双侧血管舒缩区、晕听区、枕骨粗隆平衡区，双手叩点整个头面（从前发际叩到后发际）结束。每天 1 次，12 次为 1 个疗程，坚持 3 个疗程。

5．中药内治

治则：通经活血，化瘀活络。

方药：血府逐瘀汤加减，化瘀除痹汤加减或补阳还五汤加减。

血府逐瘀汤加减：当归 12g，桃仁 12g，红花 10g，赤芍 10g，川芎 12g，路路通 12g，川牛膝 12g，羌活 12g，柴胡 10g，枳壳 8g，炙甘草 8g。

处方加减：①眩晕较重者，加天麻 15g，石菖蒲 10g，白蒺藜 12g。②血瘀重者，加三七 8g（冲服），土鳖虫 9g，乳香 12g，没药 12g。

化瘀除痹汤加减：当归 15g，川芎 12g，红花 10g，路路通 12g，刘寄奴 12g，片姜黄 12g，羌活 12g，川牛膝 12g，桑枝 12g，威灵仙 15g，白芥子 10g，胆南星 12g。

补阳还五汤加减：黄芪 15g，当归 15g，赤芍 15g，白芍 15g，木瓜 12g，地龙 12g，红花 10g，桃仁 10g，白术 12g，木香 8g。

6．中成药

颈痛灵口服液：用于椎 – 基底动脉和椎动脉在颈椎处供

血不足引起的头痛，眩晕，颈、肩、臂、背痛，肢体麻木无力等症。每次 10 ~ 15ml，每日 2 次，饭后服用，1 个月为 1 个疗程。因本品含麝香，孕妇忌服，高血压患者慎用。

（四）肝肾不足

主症： 本型以交感神经兴奋症状为主，偶见交感神经抑制、迷走神经兴奋症状。因颈椎病日久，导致肝肾不足，阴阳失调，气机紊乱所致。临床表现为头晕，头痛，眼花，偏头痛，头重发胀，发空，面部炽热，口苦咽干；耳鸣，耳聋，重听，或有阴虚盗汗，手指发红灼热；眼睛怕光，迎风流泪，眼裂增大，视物不清，瞳孔散大，眼底胀痛，眼目干涩，眼冒金花；颈项酸软无力，疼痛不断；腰膝酸软，抬举无力，活动牵强，拘挛，筋惕肉瞤，头摇身颤，步履蹒跚，甚至瘫痪；心跳加速、心律不齐、心前区疼痛和血压升高；因肢体血管痉挛，常会出现肢体发凉、怕冷，小便淋漓，次数增多，或二便失控；舌体瘦小，舌质红绛，少苔或无苔，脉弦细、细涩或细数等。

1. 针刺疗法

取穴： 风府、颈夹脊、大椎、定喘、颈百劳、脑户、神门、肝俞、肾俞、曲泉、阴谷、足三里、三阴交、太溪、列缺、外关、合谷、照海、绝骨、大杼。

随证配穴：①头痛头晕者，加风池、头维、百会。②眼睛发胀、迎风流泪者，加目窗、太阳。③耳鸣耳聋者，加听会、听宫。④筋惕肉𥉥者，加血海、阳陵泉。

2．刺络拔罐法

取穴：取颈夹脊压痛点（增生的颈椎横突处）、风池穴、天柱穴。

操作：对穴位区域进行常规消毒后，用 7 号一次性注射针头迅速在上述穴位上点刺，每穴点刺 3 ~ 5 下，加拔火罐。隔日 1 次。

3．推拿疗法

（1）推桥弓穴：患者端坐，医生站一侧，用拇指螺纹面在胸锁乳突肌部桥弓穴自上而下推动 20 次，另一侧同此。推拿时注意桥弓穴不能两侧同时操作，以免引起意外。

（2）横擦胸廓：患者端坐，医生站一侧，一手扶持患者背部，另一手五指伸直并拢，腕关节伸直，自锁骨下缘起至 12 肋止，做往返直线横向摩擦 2 ~ 3 分钟，以透热为度。女性患者只擦上胸部。

（3）直擦背部：患者端坐，医生站一侧，一手扶持患者背部，一手五指伸直并拢立掌，用小鱼际沿背部足太阳膀胱经循行路线自上而下做擦法 2 ~ 3 分钟，以透热为度。

4．中药内治

治则：补益肝肾，调和气血。

方药：六味地黄丸加减。

处方：生熟地各 12g，山药 12g，山萸肉 12g，茯苓 12g，泽泻 12g，当归 12g，党参 15g，黄芪 15g，盐炒杜仲 12g，肉苁蓉 12g，骨碎补 12g，鹿角胶 12g（烊化），仙灵脾 15g，丹参 12g。

处方加减：①偏阴虚者，加枸杞子 12g，女贞子 12g，龟甲胶 12g（烊化）。②偏阳虚者，加制附子 10g（先煎），巴戟天 12g，肉桂 9g。

5．中成药

（1）颈复康颗粒：有活血通络、散风止痛之功。用于正气不足，风寒湿痹引起的颈椎病，颈椎骨质增生引起的脑供血不足、头晕、颈项僵硬、肩背酸痛、手足麻木等症。口服每次 1～2 袋，开水冲服，每日 2 次，饭后服用为宜。孕妇忌服，胃溃疡、肾性高血压患者慎服。

（2）抗骨增生胶囊：有补腰肾，强筋骨，活血，利气，止痛之功。用于增生性脊柱炎、颈椎综合征、骨刺。口服，每次 5 粒，每日 3 次，连服 1 个月为 1 个疗程。

（五）痰瘀交阻

主症：本型除有瘀血的症状外，还兼有痰湿的表现。主要有头项、巅顶疼痛，头昏，眩晕，昏冒，头沉如裹，颈部转动时头晕加重，有的神昏摔倒；肩背肢体疼痛，固定不移；心悸，恶心呕吐，咽部哽塞不利，咳喘，胸闷肋胀，耳鸣耳聋，视物不清，胃脘胀满，大便溏泻或黏滞不畅。舌体胖，舌质黯，苔黄或黄腻，脉细涩或弦滑。

1. 针灸治疗

取穴：大杼、太渊、颈夹脊、大椎、颈百劳、目窗、百会、正营、丰隆、通天、太白、阳陵泉、阴陵泉、足临泣、足三里。

随证配穴：①心悸者，加内关。②神昏摔倒者，加涌泉，水沟，劳宫。③恶心欲吐者，加天枢，梁门，中脘。④耳鸣耳聋者，加翳风，听宫，听会。

2. 按摩治疗　要求患者在心情平静的状态下接受按摩，医生要全神贯注，从丹田运气并推力到双臂，通过肘部到双手。

（1）揉捏法：医生站立于患者身后或患侧，用双手或单手揉捏患者的颈肌、胸锁乳突肌、斜方肌、背部及患肢肌肉，边揉边拿捏，力量要均匀适度，以患者能忍受为度。每次从上至下揉捏 2 ~ 3 遍。

（2）**点按法**：医生用拇指指腹，或以食指重叠在中指上、用中指指腹点按颈椎华佗夹脊穴、曲池、风池、天宗、合谷、肩井、缺盆、肩髃等穴。在点按过程中可用拇指桡侧在各穴左右拨动数次。手法用力要均匀，由轻到重，渗透力要强，以患者感觉酸胀为度。每次做 2 ~ 3 遍。

（3）**㨰推法**：用手背及小鱼际部位，通过手腕关节内外旋动作，边㨰边用力推动向前。或用手半握拳，以食、中、无名、小指的指关节，掌指关节为着力点，手腕做屈伸动作，在颈肩部、背部及上肢内外侧做㨰动推进动作，每次做 3 遍，要有节奏感、渗透感，频率要均匀，不宜太快。

以上按摩方法可用于各型颈椎病。

3. **颈椎枕领带牵引**　常用的有坐式、卧式牵引 2 种，从颈椎生物力学的角度看，卧式效果较好。患者卧床，后枕及上颌部用枕领带兜住，牵引绳通过床头滑轮，牵引重量为 1.5 ~ 2.5kg。此牵引方法的优点是患者可以在休息或睡眠中牵引。坐式牵引亦用枕领带通过头顶上的 2 个滑轮，牵引重量为 6.5 ~ 7.5kg。通过牵引能限制颈椎活动，解除颈部肌肉痉挛，增大椎间隙及椎间孔。该治疗方法有利于突出物的还纳，缓解对神经根的压迫和刺激，减轻神经根及突出物的充血和水肿。

牵引完成后，多数患者在颈肩部、枕部、背部有酸胀、麻木等不适感，此时再进行针刺并同时用 TDP 照射颈部，利用 TDP 温经散寒、活血化瘀的作用，加强针刺的疗效，促进血液循环，加快局部水肿和无菌性炎症的吸收，达到"通则不痛"。

4．中药内治

治则：祛湿化痰，散瘀通络。

方药：导痰汤合桃红四物汤加减。

处方：制半夏 10g，陈皮 9g，枳实 12g，胆南星 6g，红花 10g，桃仁 12g，当归 15g，川芎 12g，赤芍 15g，生地 12g，郁金 12g，茯苓 12g，甘草 6g。

处方加减：①眩晕呕吐者，加天麻 12g，竹茹 10g，生姜 3 片。②耳鸣重听者，加石菖蒲 9g，葱白 3 根。

四、注意要点

1．针刺时要注意颈部的舒适及松弛，以背靠式坐位为佳，如侧位，头部须垫起，以保持颈椎的平直、舒展，最好不取俯卧位，避免由于姿势的不适而加重症状。

2．颈部穴位，尤其是上颈部穴位，针刺时手法宜轻不宜重，否则不仅达不到治疗效果，相反还会加重症状。

3．针刺留针时，需嘱患者不要紧张，尽量放松，头微后仰，避免由于针刺造成的紧张，而使局部肌肉更加拘挛，造成新的病理损害。

4. 针灸治疗颈椎病可明显改善症状，尤其对颈型、神经根型、椎动脉型有较好的效果；对其他类型颈椎病的症状也有一定改善作用，在针灸中宜配合牵引、按摩、药物外敷等治疗。

五、预防与保健

颈椎病是颈椎退行性病变，针灸、中药等方法可缓解疼痛，改善症状，但不能根除，常易复发。因此，在颈椎病治疗期间和治疗后应注意防护和锻炼，平时要做好预防与保健工作。

1. 长期伏案或低头工作者要注意颈部保健，若需长期低头工作时，工作1小时后要适当活动颈部，或自我按摩局部，放松颈部肌肉。长时间低头或仰头都可破坏颈椎的生理平衡，造成颈椎周围的软组织劳损或肌肉、韧带、关节囊的松弛而影响颈椎的稳定。

2. 平时采取正确的睡眠姿势，枕头的高度要适中，合适的枕头对颈椎病的防治起着重要的作用。枕头不宜过高，过高会使头部处于强迫屈曲位，使颈后部软组织长期处于牵伸状态，而造成软组织的劳损，直接影响颈椎的稳定。枕头过低，后枕顶部形成支点，使颈曲减小，而造成椎间关节的劳损，使颈椎退行性改变。可选柔软的小圆枕头枕于枕部。

3．应尽量避免或减少颈部外伤。注意颈部保暖，避免感受风寒、寒湿之邪。

4．加强颈部功能活动、锻炼，增强局部肌力，坚持颈部练功，自我按摩颈部，恢复并增强颈部的正常活动功能，有助于颈椎曲度的恢复和调整，持久锻炼，可使病变有所好转。但要注意循序渐进，持之以恒。对于椎动脉型颈椎病，则不宜做颈部环转动作，做其他锻炼动作时，也要注意动作缓和，强度不能过大，幅度要适可而止。

5．**可按照下述方法做颈部锻炼：**①前屈后伸；②左右侧伸；③顺时针环转；④逆时针环转；⑤顺、逆时针交替环转；⑥左侧后伸（右甩下巴）；⑦右侧后伸（左甩下巴）；⑧左、右交替侧后伸。以上动作，每次每个做20～30下，每日2～3次。开始由少增多，循序渐进，最好坐在椅子上并手扶固定物（如桌子、扶手等）锻炼，以防跌倒。

六、病案例举

病案一

黄某，女，45岁，财会人员。初诊日期： 2006年3月16日。

患者双侧颈肩酸痛，左上肢疼痛、麻木3个月，加重

1周，伴有颈项部疼痛、板滞，受凉或劳累则加重。刻下症：双侧颈肩酸痛，左上肢疼痛、麻木，颈部活动不利，时有头痛、头晕、恶心等症状，四肢发凉，坐卧不安，日夜不眠，胃胀，纳差，大小便尚可。舌胖，苔白，脉沉细涩。有长期伏案工作史。

检查： 双侧颈肩压痛，伴左上肢疼痛、麻木，颈部活动明显受限，双手握力正常，左臂丛神经牵拉试验（+），椎间孔压缩试验（+）。X线片示：颈椎生理曲度消失，第4～7颈椎椎体骨质增生，椎间孔变窄。

西医诊断： 颈椎病（神经根型）。

中医诊断： 颈肩痛（风寒痹邪，寒凝气滞型）。

治则： 温经散寒，通络止痛。

治疗

1. 针灸治疗

取穴： 颈夹脊、大椎、大杼、天柱、风池、定喘。

操作： 先对穴位区域进行常规消毒，用3～4.5cm 30号毫针刺入穴位，行平补平泻法，留针30分钟，期间行针2次，隔日治疗1次。5次为1个疗程。

2. 中药内治

方药： 独活寄生汤加减。

处方： 独活12g，桑寄生20g，秦艽12g，防风12g，蔓荆子12g，桂枝6g，当归12g，川芎12g，熟地15g，黄芪

15g，盐炙杜仲12g，川牛膝15g，徐长卿10g，制附子9g（先煎）。水煎服，每日1剂，分早晚2次服用。

3. 坚持做颈椎操锻炼，自我按摩颈部，每天2次。

4. 注意颈椎保健和护理。注意休息，少低头，避免感受风寒。

针药并用治疗1个疗程后，患者自觉轻松感。治疗3个疗程后，患者症状明显缓解，休息2天，进行第4个疗程。治疗5个疗程后，患者颈肩部活动基本恢复正常，局部亦无压痛，临床症状全部消失，左臂丛神经牵拉试验（-），临床治愈。随访3个月未见复发。

病案二

雷某，男，52岁，司机。初诊日期：2007年3月16日。

患者颈部疼痛不适2个月余，伴眩晕、恶心。自述长途行车，感受风寒，突然引起眩晕，视物旋转、晃动，以右转头为重。刻下症：颈部活动受限，双上肢麻木无力，手不能持物，心慌心悸，便秘，夜尿多。舌红少苔，脉细弱。

检查：颈部僵硬，颈肌痉挛，双上肢握力减弱，椎间孔挤压试验（-），压顶试验（-），左侧臂丛牵拉试验（+），双上肢肌力减弱，上肢末梢感觉麻木。X线片示：颈椎正常生理曲度消失、变直，椎间隙变窄。CT平扫示：颈椎曲度变直，黄韧带硬化，脊髓水肿。

西医诊断：颈椎病（混合型，含神经根型＋椎动脉型）。

中医诊断：项痹（气血两虚夹瘀型）。

治则：补气活血，通经活络。

治疗

1．针灸治疗

取穴：颈夹脊、大椎、百会、肩髃、肩髎、巨骨、风池、合谷、曲池、外关、太冲、后溪、膈俞、手三里。

操作：在选好的穴位上，进行常规消毒，用 3 ～ 4.5cm 30 号毫针刺入穴位，行平补平泻法，留针 30 分钟，期间行针 2 次，隔日治疗 1 次。5 次为 1 个疗程。

2．中药内治

方药：葛根汤加减。

处方：葛根 15g，桂枝 9g，白芍 15g，党参 15g，炙黄芪 20g，当归 15g，川芎 12g，郁金 12g，片姜黄 10g，枳壳 12g，香附 12g，豨莶草 12g，徐长卿 10g，桑枝 15g，炙甘草 9g。水煎服，每日 1 剂，分早晚 2 次服用。

3．治疗期间坚持做颈椎功能操，自我按摩颈部，每天 2 次，每次 10 ～ 15 分钟。

4．注意颈椎保健和护理。注意休息，少低头，避免感受风寒。

针药并用治疗 1 个疗程后，患者自觉轻松，头晕症状明显减轻，上肢麻木症状明显缓解。连续治疗 1 个月后，临床症状全部消失，功能恢复正常。嘱患者低枕睡眠，注意劳逸结合，经常适当活动颈椎，平时注意预防，随访半年，未见复发。

病案三

肖某，女，48岁，教师。初诊日期：2008年11月21日。

患者双侧颈肩酸痛不适2个多月，左臂外侧前臂桡侧至拇、食、中指麻木窜痛1个月余，加重2周，并且颈项部疼痛、板滞，受凉或劳累则加重，有长期伏案写作史。刻下症：患者疼痛不安，日夜不眠，四肢寒冷。舌质暗，脉沉细涩。

检查：双侧颈肩压痛，颈活动明显受限，双手握力正常，左肱二头肌、左肱三头肌腱反射稍亢进，前臂左侧及手指感觉稍过敏。左臂丛神经牵拉试验（+），椎间孔压缩试验（+）。X线片：正、侧、斜位片显示颈椎病改变。

西医诊断：颈椎病（神经根型）。

中医诊断：颈肩痛（风寒痹阻，寒凝气滞型）。

治则：散寒止痛，活血通痹。

治疗

1. 针灸治疗

取穴：天柱，大椎，定喘，大杼，风池，内关配公孙，外关配足临泣，秉风，肩髃，膈俞，血海，足三里，太溪，太冲，合谷，孔最。

操作: 在选好的穴位上,进行常规消毒,用 3 ~ 4.5cm 30 号毫针刺入穴位,行平补平泻法,留针 30 分钟,期间行针 2 次,隔日治疗 1 次。5 次为 1 个疗程。

2.中药内治

方药: 宣痹通阳方加减。

处方: 独活 12g,桑寄生 25g,青风藤 12g,川牛膝 15g,黄芪 15g,当归 15g,杜仲 12g,何首乌 12g,制附子 6g(先煎),土鳖虫 6g,菟丝子 12g,秦艽 12g,徐长卿 10g,桑枝 15g,炙甘草 9g。水煎服,每日 1 剂,分早晚 2 次服用。

3. 治疗期间坚持做颈椎功能操,自我按摩颈部,每天 2 次,每次 10 ~ 15 分钟。

4. 注意颈椎保健和护理。注意休息,少低头;避免感受风寒。

上述针药并用治疗 2 个疗程后,患者自觉轻松,诸症明显缓解。休息 2 天之后,又进行第 3 个疗程治疗,之后临床症状全部消失,左臂丛神经牵拉试验(-),功能恢复正常。随访 3 个月,未见复发。

病案四

余某,女,56 岁,退休工人。初诊日期:2009 年 3 月 26 日。

患者颈肩部酸胀不适 1 年多,近 1 个月来病情加重。

1年前发生颈肩部酸胀不适，每当气候变化或遇风寒则频发颈肩部疼痛，时有上肢发沉、活动受限，经某医院诊为"颈型颈椎病"。经用药治疗，症状稍有改善，但时有发作，于近日加重。刻下症：颈肩部酸胀不适，左肩颈疼痛，头晕，恶心，手臂及手指未见发麻，唯时感无力，纳可，睡眠差，二便稠，月经不调，常错后，量少色黯。舌质红，边有小瘀斑，质润多津，苔白微腻，脉沉迟而涩。

检查：X线片示：椎骨前缘轻度钙化，余未见颈椎异常改变。

西医诊断：颈椎病（颈型）。

中医诊断：痹病（寒滞血瘀型）。

治则：祛风散寒，通经和营。

治疗

1. 针灸治疗

取穴：天柱，大椎，定喘，大杼，风池，风府，气海，关元，血海，肩井，天宗，百会，神庭，神门，合谷，三阴交，太冲。

操作：先对穴位区域进行常规消毒后，用4.5cm 30号毫针，施行平补平泻法，留针30分钟，期间行针2次，隔日治疗1次。5次为1个疗程。

2. 中药内治

方药：葛根汤加减。

处方：葛根 15g，桂枝 9g，白芍 15g，丹参 15g，防风 12g，当归 15g，川芎 12g，羌活 12g，红花 10g，桃仁 12g，徐长卿 10g，桑枝 15g，生姜 3 片，炙甘草 9g。水煎服，每日 1 剂，分早晚 2 次服用。

3. 治疗期间坚持做颈椎功能操，自我按摩颈部，每日 2 次，每次 10 ~ 15 分钟。

4. 注意颈椎保健和护理。注意休息，少低头；避免感受风寒。

二诊（2009 年 4 月 6 日）：颈肩部酸胀疼痛好转，头晕、恶心减轻，食便尚可。舌质红，边缘瘀斑变淡，质润多津，苔白，脉沉略涩微数。原中药处方去生姜、防风，加片姜黄 12g，郁金 12g，香附 12g，威灵仙 12g。原针灸治疗方案去神门、神庭，加膈俞、肝俞、肩三针。

继续针药并用治疗 3 个疗程后，颈肩部酸胀疼痛消失，功能基本恢复正常，妇科生理正常。继续巩固治疗 1 个疗程后，结束治疗。1 年以后再遇患者时，述由于平时注意预防，劳逸结合，疾病未见复发。

第四章

漏肩风

漏肩风是以肩部持续疼痛，痛处固定，活动受限为主症的病证，由于风寒湿邪侵袭是本病的重要诱因，故称为"漏肩风"。因其发病年龄以50岁左右的成人较多，故又称为"五十肩"。因本病常出现肩关节的炎症粘连和肌肉萎缩，以肩部关节僵硬、疼痛和功能活动受限为其临床特征，故又称"肩凝症""冻结肩"等。本病早期关节腔内有纤维素样渗出，晚期出现关节腔粘连、容量缩小。本病为具有自愈倾向的自限性疾病，经过数月乃至数年时间，炎症逐渐消退，症状也慢慢得到缓解。

漏肩风相当于西医学的肩关节周围炎（简称肩周炎），是肩关节周围软组织（肌肉、肌腱、筋膜和关节囊）退行性、炎症性病变。

一、病因病机

（一）中医学的认识

中医学认为，本病病位在肩部，肩关节是经脉和经筋经过、会聚的部位，分布有手三阳经及其经筋、足少阳经、阳跷脉、阳维脉以及手三阴经，所以肩关节是上肢经络气血运行的关键部位，又是上肢运动的枢纽。本病多因年老体弱，肾精亏损，肾气衰弱，推动和调控脏腑的功能减弱，致使气血虚弱，筋骨失于濡养，卫外乏力，加之劳损外伤或感受风寒湿邪，导致经络气血闭阻，经脉不通，气血凝滞，引起疼痛，造成活动受限，病程日久则关节囊、韧带、肌腱粘连，肌肉萎缩。

1. **经脉感受风寒湿邪侵袭** 本病多因正气亏虚，风寒湿邪乘虚而入，因寒为阴邪，其性凝滞，风为百病之长，具有向上、向外的特性，具有较强的侵袭穿透力，阻滞经络，气血流通不畅，风邪又借寒邪凝滞、附着于肩部肌肉关节，湿邪黏着胶固，寒邪凝固，停滞于肩部，导致气血不和，筋脉失常，气血凝滞，经脉不通，不通则痛，故而肩臂活动受限，甚则痿废不用。

2. **经脉瘀血阻滞** 肩关节是人体活动频繁，活动幅度较大、范围较广的关节，由于跌打损伤或肩关节活动过度，扭伤筋脉，或反复轻伤、慢性劳损，日久伤痛而入络，瘀血停滞，使经络气血闭阻不能畅行，肩关节等处出现酸、痛、麻、重及屈伸不利等症状。

3. **筋骨失养** 人老体弱，气血虚损，筋失濡养，血不荣筋，若起居失调，卫气不固，或劳累过度，汗出当风，或肩痛日久不愈，经络气血闭阻，筋骨失养，肌肉挛缩，肩关节活动受限，使其不能发挥约束骨骼、利关节、主屈伸的作用，而出现一系列的临床症状。

（二）现代医学的认识

1. 病因 一般认为本病的发生与以下几种因素有关：

（1）**自然退变**：随着年龄的增长，骨骼、肌腱、腱鞘等一系列的机体组织都会自然退变。就肩关节而言，肱二头肌长头肌腱炎、冈上肌肌腱炎、肩峰下滑囊炎、三角肌下滑囊炎等病变均与退变因素有关。这些疾病如治疗不及时，均可逐渐引起肩周炎的发生。因此，肩周炎与肩部肌腱、滑膜囊的退变有直接关系。由于个体之间和各个组织器官之间退变程度的差异，以及其他因素的影响，其发病可有年龄的差异，表现可有轻重的差别。

（2）**外力损伤**：由于肩关节活动度大，肩关节周围肌肉、肌腱的作用多种多样。同一块肌肉或肌腱可受到不同方式作用力的叠加，肌力变换十分频繁。因此，较易造成软组织损伤。如扭转过度、跌打外伤，或超强度外力损伤均可引起韧带、肌腱和肌纤维的部分断裂或全断裂，如冈上肌和肱二头肌的肌腱断裂，发生脱位，肩袖的断裂，关节囊的损伤、撕裂等，引起肌肉痉挛及疼痛，导致肩部疼痛，活动受限。

（3）**慢性劳损**：各种急、慢性肩关节损伤，均可直接影响肩关节的平衡与稳定，导致肩关节周围软组织的慢性磨损或创伤，而加大某一方面的继续损伤。例如，长期周而复始地重复某一单调动作，尽管受力仍在肩关节周围软组织的强度以内，亦可使肩部某一组肌肉或肌腱出现慢性疲劳而发生损伤，日久肩关节周围的肌肉、肌腱韧带等便会出现充血、水肿，引起疼痛与功能障碍，导致发病。

（4）**颈椎疾病影响**：如颈椎病患者颈神经根被刺激或被压迫，常会引起肩、臂部的疼痛，肌肉痉挛，肩关节活动受限。初期肩关节的被动活动可不受限，但由于疼痛时间久，上肢长期固定于身体旁，尤其是老年人由于固定时间久，引起局部血液循环障碍，易于产生炎症渗出，进而使关节囊、筋膜、肌腱相互粘连而引起本病。

（5）**内分泌失调**：由于本病的发病年龄多在 50 岁左右，此时，尤其是妇女正值更年期，内分泌系统处于由生育期（出现规律的月经，排卵、妊娠、泌乳等功能正常）向自然绝育期（出现闭经，无排卵、妊娠、泌乳等功能）的过渡，系统处于一种紊乱状态，临床上可出现各种症状，也会影响到肩功能。临床研究显示，当内分泌系统完全过渡到老年期后，由于机体内新的平衡建立，肩周炎也往往会不治自愈，提示内分泌紊乱可能是肩周炎的一个发病因素。

（6）**环境因素**：随着年龄的增长，老年人组织发生退行性病变，适应能力下降，反应迟钝，外界风寒湿邪易于侵袭肩部软组织，造成局部血液流速变慢，致使毛细血管的渗出增多，引起或加重肩关节周围软组织的无菌性炎症改变，使得肩部承受外力的功能下降，引起或促进肩周炎的发病。

（7）**其他因素**：肩部外伤如肱骨外科颈骨折、肩关节脱位、上肢骨折等，可使肩关节长期固定而导致肩关节功能锻炼缺乏，或中风等疾病导致半身不遂，肩关节失用，或下肢骨折，长期卧床，导致肩部缺少必要的活动，而产生肩关节局部粘连、疼痛、活动受限而发病。

2. 病理 本病的病位主要在纤维关节囊。病变早期关节囊挛缩，关节腔容量减少，肱二头肌肌腱粘连；后期大部分软组织受累，胶原纤维变性，血管壁增厚，组织失去弹性，纤维化并挛缩，有的病变组织脆弱，容易撕裂；病程晚期，喙肱韧带挛缩成索状，冈上肌、冈下肌、肩胛下肌紧张，将肱骨头抬高，限制其各方向运动。滑膜隐窝均闭塞，肩峰下滑囊增厚，关节囊粘连至骨，肱二头肌腱与腱鞘均有明显粘连。

二、临床表现

根据本病的临床表现及病理变化，其发展过程可分为急性期、粘连期和缓解期。

1. 急性期 病程 1 ~ 3 个月。患者的主要临床表现是疼痛。其关节活动受限，是由疼痛引起的肌肉痉挛，韧带、关节囊挛缩所致，故肩关节尚能有相当范围的活动度。

2. 粘连期 病程 2 ~ 3 个月。本期患者疼痛已明显减轻。临床表现为肩关节活动严重受限。肩关节因肩周软组织广泛粘连，活动范围极小，做外展及前屈运动时，肩胛骨随之摆动而出现耸肩现象。

3. 缓解期 为本病的恢复期。本期患者随疼痛的减轻，肩关节的挛缩、粘连逐渐消除而恢复较多的活动，但也有个别患者肩肱关节完全强直。

（一）症状与体征

1. 肩部疼痛 多数患者由于发病隐匿，起初肩部疼痛往往较轻，呈阵发性疼痛，多数为慢性发作，以后疼痛逐渐加剧或钝痛，尤其在内旋、后伸、展肩时表现更为明显，且呈持续性，剧痛难忍。气候变化或劳累常使疼痛加重，疼痛可向颈项及上肢（特别是肘部）扩散，当肩部偶然受到碰撞或牵拉时，常可引起撕裂样剧痛。肩痛昼轻夜重为本病一大特点，严重时甚至彻夜不能寐。若因受寒而致痛者，则对气候变化特别敏感。

2. 压痛 患者肩关节可有多处压痛点，触压肩关节周围可有广泛性压痛，压痛多在肩峰下囊、喙突、结节间沟、大圆肌、冈上肌、冈下肌、三角肌附着点处。在上述部位，肌肤可触及硬结或条索状肌肉痉挛。

3．肩关节活动受限 因关节囊、肌肉、韧带等的粘连，喙肱韧带缩短，肩关节明显僵硬，向各方向活动均可受限，尤以外展、上举、内旋、外旋更为明显，并出现较早。随着病情进展，由于长期失用，引起关节囊及肩周软组织的粘连，肌力逐渐下降，加上喙肱韧带固定于缩短的内旋位等因素，使肩关节向各个方向的主动和被动活动均受限，特别是梳头、穿衣、洗脸、摸兜、摸背、擦肛、晾晒衣服、叉腰等动作均难以完成，严重时肘关节功能也可受到影响，屈肘时手不能摸到同侧肩部，尤其在手臂后伸时不能完成屈肘动作。

4．怕冷 患者肩部怕冷，不少患者终年用棉垫包肩，即使在暑天，肩部也不敢吹风。

5．肌肉痉挛与萎缩 三角肌、冈上肌等肩周围肌肉早期可出现痉挛，患者常因惧怕疼痛即使肩部活动长期减少，晚期可发生肩部肌肉不同程度的废用性萎缩，尤其是外侧三角肌萎缩可使肩部失去原有的丰满外观，出现肩峰突起、上举不便、后伸不能等典型症状，此时疼痛症状反而减轻。

（二）辅助检查

本病主要采用 X 线检查和肩关节 MRI 检查。

1．X 线检查

（1）早期的特征性改变主要是 X 线片显示肩峰下脂肪线模糊、变形乃至消失。所谓肩峰下脂肪线是指三角肌下筋膜上的一薄层脂肪组织在 X 线片上的线状投影。当肩关节处于过度内旋位时，该脂肪组织恰好处于切线位，而显示为线状。在肩周炎早期，当肩部软组织充血、水肿时，X 线片上软组织对比度下降，肩峰下脂肪线模糊、变形乃至消失。

（2）中晚期，肩部软组织钙化，X 线片可见关节囊、滑液囊、冈上肌腱、肱二头肌长头腱等处有密度淡而不均的钙化斑影。在病程晚期，X 线片可见钙化影致密、锐利，部分病例可见大结节骨质增生和骨赘形成等。此外，在肩锁关节可见骨质疏松、关节端增生、骨赘形成或关节间隙变窄等。

2．肩关节 MRI 检查

肩关节 MRI 检查可以确定肩关节周围结构信号是否正常，是否存在炎症，可以作为确定病变部位和鉴别诊断的有效方法。

3．肩关节造影

可见关节腔囊明显缩小，腋窝的囊腔皱褶部分消失。

4．关节镜检查

可见关节腔变小，关节滑膜与肱骨头之间有粘连，下方的关节囊皱褶部分因囊壁粘连而消失。

三、诊断要点

1．发病年龄 多在 50 岁左右，女性发病率高于男性，右肩多于左肩，多见于体力劳动者。

2．疼痛 早期的主要症状是疼痛，多为钝痛、刺痛、刀割样痛，常因天气变化或劳累而诱发，夜间疼痛加重，甚至夜不能寐。疼痛也可放射到颈部、肩胛部、肘部和手。

3．肩关节周围广泛压痛 在肩关节周围可触及多处压痛点。

4．肩关节功能活动广泛受限，其中以外展、内收搭肩、高举及后伸最为明显。

5．肩部肌肉萎缩 后期的主要症状是僵硬，病程较长者可出现患侧冈上肌、冈下肌和三角肌周围的肌肉萎缩，常以三角肌萎缩最明显。

6．影像学检查排除其他疾病。

四、鉴别诊断

1．颈椎病 病变在颈椎，虽有肩臂放射痛，但在肩部并没有明显压痛点，仅有颈部疼痛，主要以颈椎活动受限为主，肩部活动尚可。

2．冈上肌腱炎　主要表现为肩袖不完全破裂、肱二头肌长头肌腱炎、肩峰下滑囊炎、肩部扭挫伤等。肩部疼痛在外侧，三角肌附着点和冈上肌止点处，可向肩部附近放射。肩部疼痛不广泛，有局限性疼痛和压痛，肩关节活动可表现为在某个方向上的活动受限。

3．肱二头肌长头腱鞘炎　一般肩部疼痛部位在肩前方，也可向三角肌或上臂放射，结节间沟内的肌腱及腱鞘处可及明显压痛点，患者肩关节上举及旋转受限。

4．肩峰下滑囊炎　多有外伤史，并好发于青年人。肩部疼痛主要在肩峰部，肩峰下可触及明显压痛。在肩关节外展超过120°时，滑囊移至肩峰下，原压痛点消失。肩关节前部明显肿胀，三角肌前缘处向外突出呈哑铃形。从三角肌后缘处加压时，三角肌前部膨出。

5．胸廓出口综合征　一般可出现上肢疼痛，但多局限于一侧上肢；可出现一侧手指尺神经分布区的感觉异常、肌肉萎缩。动静脉受压表现突出，动脉受压时，手指苍白、脉搏减弱、易疲劳；静脉受压时，出现上臂远端的水肿、发绀、发凉等循环障碍。爱德生试验（Adson test）阳性。X线片有时可发现存在颈肋。

6．风湿病　肩部肿痛的发作常因天气变化及劳累而诱发，肩关节活动、功能障碍，血沉加快，抗链球菌溶血素O试验及类风湿因子检查阳性。

7.肩手综合征 本病多为急性发作，但病程进展缓慢，是常见反射性交感神经营养不良的一种疾病，多合并脑卒中、心肌梗死等。肩痛的范围较为广泛，但压痛点无局限性，活动受限，手指肿胀疼痛，多呈半屈曲状，常伴有皮肤颜色和温度的改变。

8.四边孔综合征 肩部也可出现疼痛，夜间为甚，当肩关节外展或外旋时疼痛加重，三角肌萎缩。动脉造影可见腋动脉在四边孔处受压。疼痛是因腋神经受压所致，故在四边孔处有明显的压痛。

9.上沟癌 本病是肺尖部的恶性肿瘤，病变时常因肿瘤压迫或侵犯周围组织产生肩背部疼痛。肩部疼痛是本病发病时重要的首发症状，疼痛剧烈，夜间加重。临床上对发生肩部疼痛的老年男性患者应引起足够的重视，如忽视胸部物理检查、X线检查极易误诊为肩周炎等疾病。

五、辨证论治

1.分证论治

（1）风寒湿邪阻滞

主症：始发肩部疼痛较轻，且呈阵发性，或肩部有沉重感，局部畏寒，遇寒疼痛加重，受热疼痛减轻，疼痛日轻夜重，严重时夜不能寐，肩关节活动明显受限，心烦急躁，精神不振。舌质淡，苔薄白或腻，脉弦滑或弦紧。

1）针刺疗法

治则：祛风散寒，温经止痛。

取穴：大椎、肩前、天柱、外关、肩髃、后溪、臑俞、曲池、合谷、肩内陵。

操作：对穴位区域进行常规消毒后，针刺以上各穴均采用泻法。留针 20～30 分钟，隔日 1 次。其中针刺天柱用 1 寸长的针，针尖刺向脊柱，使针感向患侧的肩部传导。针刺曲池用 1.5 寸长的针，直刺 1 寸左右，行龙虎交战手法，余穴用 1 寸针直刺泻法。

2）**刺络拔罐法**

取穴：肩髃、肩前、肩井、肩贞、肩髎、臑俞，或取压痛点。

操作：对穴位区域进行常规消毒后，用 7 号一次性注射针头迅速在上述穴位上点刺，每穴点刺 3～5 下，加拔火罐，留罐 10 分钟左右。隔日 1 次。

3）**灸法：**灸法治疗时以通经舒络、温经止痛为主。

取穴：大椎、肩髃、臑俞、肩前、肩髎、肩贞、曲池。

操作：对以上穴位进行艾条灸，每穴每次艾条悬起灸 10～15 分钟，或实按灸 7～10 次。每日或隔日 1 次，7 次为 1 个疗程。

4）中药内治

方药： 独活寄生汤加减。

处方： 独活 12g，桑寄生 20g，秦艽 12g，防风 12g，蔓荆子 12g，桂枝 6g，当归 12g，川芎 12g，熟地 15g，黄芪 15g，盐炙杜仲 12g，川牛膝 15g，徐长卿 8g，制附子 9g（先煎）。水煎服，每日 1 剂，早晚分 2 次服用。

中成药： 大活络丸有祛风除湿、舒筋活络止痛之功效，适用于寒湿阻络、畏寒疼痛等症。每次 1 丸，每日 1～2 次，用温黄酒或温开水送服。孕妇忌用，中风晚期患者禁用。

5）自我按摩疗法

①用健侧手的拇指或手掌自上而下按揉患侧肩关节的前部及外侧，时间为 1～2 分钟，在局部痛点处可以用拇指点按片刻。

②用健侧手的食、中、无名指的指腹按揉肩关节后部的各个部位，时间为 1～2 分钟，按揉过程中如发现有局部痛点亦可用手指点按片刻。

③用健侧手的拇指及其余手指的联合动作揉捏患侧上肢的上臂肌肉，由下至上揉捏至肩部，时间为 1～2 分钟。

④还可在患肩外展等功能位置的情况下，用上述方法进行按摩，一边按摩一边进行肩关节各方向的活动。

⑤最后用健侧手掌自上而下地按揉患侧肩部及上肢 1～2 分钟，对于肩后部按摩不到的部位，可用拍打法进行治疗。

自我按摩可每日进行 1 次，坚持 1 ～ 2 个月，会有较好的效果。

6）**功能锻炼**：鼓励患者开展功能恢复锻炼，做外展、内收、前屈、后伸以及旋转等活动。由于锻炼时会出现患部疼痛，因此要打消患者的顾虑，说明练功疗法的重要性，坚持每日早晚多锻炼。锻炼的方法很多，如弯腰使垂下的上肢沿顺时针方向做旋肩运动，然后做"蝎子爬墙"活动，还可做双手挟颈及双肘后伸贴墙练习。其他如"手拉滑车"等，都可辅助练习肩部运动。

（2）经脉瘀血阻滞

主症：外伤经筋，瘀血留著，肩部肿痛，疼痛拒按，或按之有硬结，肩关节活动严重受限，动则痛甚，外展、内收、高举、后伸都发生困难。舌质黯或有瘀斑，苔白或薄黄，脉弦或细涩。

1）**针刺疗法**

治则：通经活血，化瘀止痛。

取穴：肩髎、肩髃、膈俞、曲池、条山、天宗、阿是穴、肩内陵。

操作：对穴位区域进行常规消毒后，针刺以上各穴，均采用泻法。留针 20 ～ 30 分钟，隔日 1 次。其中针刺肩髃时可将患侧手臂外展，沿肩峰与肱骨大结节之间对准极泉穴透刺，深 2 寸左右，使之产生酸胀感并扩散至整个关节腔。

2）刺络拔罐法

取穴：肩髃、肩前、肩井、肩贞、肩髎、臑俞，或取压痛点。

操作：对穴位区域进行常规消毒后，用7号一次性注射针针头迅速在上述穴位上点刺，每穴点刺3～5下，加拔火罐，留罐10分钟左右。隔日1次。

3）灸法

取穴：肩髃、臑俞、肩前、肩髎、肩贞、曲池。

操作：对以上穴位进行艾炷隔姜灸，每穴每次施灸7～9壮，艾炷如黄豆大小，每日或隔日灸治1次，10次为1个疗程。

4）理疗：可根据病情需要选用超短波、电磁疗法、中药离子导入等治疗方法。

5）坚持自我按摩和功能恢复锻炼。

6）中药内治

方药：血府逐瘀汤加减。

处方：当归12g，桃仁12g，红花10g，赤芍12g，川芎12g，丹参12g，路路通12g，牛膝12g，羌活12g，降香6g，泽兰12g，柴胡10g，桑枝12g，炙甘草6g。水煎服，每日1剂，分早晚2次服用。

中成药：小活络丸有祛风除湿、活络止痛之功效，适用于寒湿阻络，畏寒疼痛者。口服，每次1丸，每日2次，用黄酒或温开水送服。

（3）筋骨失养

主症：肩部酸痛日久，肌肉萎缩，关节活动受限，后旋不及于背，劳累后疼痛加重，局部畏寒喜暖，伴头晕目眩，气短懒言，心悸失眠，四肢乏力。舌质淡，苔少或白，脉细弱或沉。

1）**针刺疗法**

治则：补气养血，舒筋通络。

取穴：肩井、肩髎、肩髃、肩贞、肩内陵、大杼、巨髎、天宗、肺俞、心俞、外关、曲泽、曲池、合谷、足三里。

操作：对穴位区域进行常规消毒后，进行针刺，以上各穴均采用浅刺补法，留针20～30分钟，隔日1次。

2）**常规灸法**

取穴：肩髃、肩髎、肩贞、曲池、阳陵泉。

操作：用艾条做温和灸，每穴5～7分钟；亦可用大艾炷施无瘢痕灸，每穴3～5壮。每日或隔1～2日1次。

3）**热敏灸**

取穴：高发热敏穴位区域。对穴位热敏高发部位如肩部压痛点、膏肓俞、肩井等穴区进行穴位热敏探查，标记热敏穴位。

热敏灸操作：①肩部压痛点单点温和灸，患者自觉热感透向深部并向四周扩散或有酸、胀、痛感，灸至热敏灸感消失。②膏肓俞穴患侧单点温和灸，自觉热感沿腋下及上臂后内侧传至肘关节，灸至热敏灸感消失。③肩井穴患侧单点温和灸，自觉热感透向深部并向四周扩散或有紧、压、酸、胀、痛感或热感沿上肢传导，部分的感传可直接到腕部，如感传仍不能传至腕部，再取1支点燃的艾条分别置肩髃、臂臑、曲池、手三里、外关穴进行温和灸，依次接力使感传到达手背部，最后将2支艾条分别固定于肩井穴及手三里进行温和灸，灸至热敏灸感消失。

灸疗疗程：每次选取上述1～2组穴位，每天1次，10次为1个疗程，疗程间休息2～3天，共2～3个疗程。

4）**推拿治疗：**点穴舒筋法：按顺序以指代针点按肩井、肩贞、肩髃、天鼎、天宗、曲池、合谷、缺盆、云门、秉风等穴；然后在肩前（肱二头肌长、短头）、肩外（三角肌）、肩后（冈上肌、冈下肌）各痛点处施以揉按拨络及捋顺手法以剥离肩部粘连，松解肩部肌肉。

5）**坚持功能锻炼：**开展功能恢复锻炼，做外展、内收、前屈、后伸以及旋转等活动。坚持每日早晚多锻炼。锻炼的方法很多，如弯腰使垂下的上肢沿顺时针方向做旋肩运动，然后做"蝎子爬墙"活动，还可做双手挟颈及双肘后伸贴墙练习。其他如"手拉滑车"等，都可辅助练习肩部运动。

6）**中药内治**

方药：黄芪桂枝五物汤（《金匮要略》）加减。

处方：黄芪 30g，白芍 18g，桂枝 12g，制川乌 9g，制草乌 9g，五加皮 15g，续断 15g，川牛膝 12g，当归 15g，甘草 6g，生姜 3 片，大枣 4 枚。水煎服，每日 1 剂，早晚分 2 次服用。

处方加减：气虚者重用黄芪，血虚者重用当归，肾虚者加仙灵脾、巴戟天、鹿衔草；肌肤麻木不仁加鸡血藤；肢体重着沉困加防己、薏苡仁。

中成药：人参归脾丸具有补气养血、舒筋通络之功效，适用于气血虚弱所致的疾病。口服，每次 1 丸，每日 2 次。

2．经络辨证与治疗 以下经络辨证与治疗主要为六经分治。在临床上患者症状表现复杂多变，有的几经同时发病，更有寒、热、虚、实的区别。临床上必须加以综合分析，辨证用穴才能取得较好的治疗效果。

（1）阳明经证

主症：疼痛部位位于肩峰正中，或肩上、肩外侧疼痛或压痛，亦可扩散到上肢外侧前缘，肩髃穴处疼痛或压痛明显，上肢外展或高举时疼痛加重，疼痛多沿阳明经走窜。

治则：宣通阳明经脉。

取穴：主穴：条口。配穴：肩髃、臂臑、曲池、巨骨。

操作：对穴位区域进行常规消毒后，用 32 号 1.5 寸毫针针刺以上穴位，其中条口进针 0.8 ~ 1.2 寸。用捻转补泻手法，应使整个小腿部感觉酸胀。一边用捻转手法，一边要求患者慢慢活动患肢。

（2）少阳经证

主症：疼痛部位位于肩峰偏后，或肩部外侧疼痛，在肩髎穴处有压痛，上肢外展或旋前高举时疼痛加重或有功能障碍，并连及上臂部。

治则：宣通少阳经脉。

取穴：主穴：阳陵泉、天井。配穴：肩髎、外关、下臑会。

操作：取健侧主穴阳陵泉，用 3 寸毫针向阴陵泉透刺，使针感沿经络传导，同时要求患者活动肩关节。留针 20 分钟，在留针期间每隔 5 分钟行针 1 次。其中下臑会先用提插手法后用捻转手法，使针感传至手背或手指。

（3）太阳经证

主症：疼痛位于肩关节后侧，常连及肩胛部和上肢外侧后缘，在臑俞、天宗穴处有压痛，上肢内收高举时疼痛加重或有功能障碍。

治则：宣通太阳经脉。

取穴：主穴：条口、承山。配穴：天宗、秉风、肩外陵、后溪。

操作：对穴位区域进行常规消毒后，主穴承山用 32 号 2 寸毫针直刺 1.5 寸，先行提插手法后行捻转手法，使针感放射至足心或足外侧。若肩痛缓解不明显，可再针刺后溪穴；若兼有手阳明经病证症状者，用30号3寸毫针，取承山透条口。

（4）太阴经证

主症：疼痛位于肩的内侧、胸的外侧，正当肩胸交界处，有时可摸到条索状反应物，在奇穴肩内陵处有压痛，上肢后伸时疼痛加重或有功能障碍，并连及上臂部手太阳经。

治则：宣通太阴经脉。

取穴：主穴：阴陵泉。配穴：尺泽、天府、肩内陵。

操作：对穴位区域进行常规消毒后，取健侧主穴阴陵泉，用32号2寸毫针直刺1.5寸，先行提插手法后行捻转手法，使针感传至足底或足内侧，在行针的同时要求患者活动肩关节。疼痛缓解后，留针20分钟，每隔5分钟行针1次。若疼痛缓解不明显，可再针刺健侧尺泽穴。

（5）厥阴经证

主症：疼痛位于肩前，上肢向外侧前上方抬举时疼痛加重明显。肱二头肌抗阻力试验阳性，喙突部有压痛。

治则：宣通厥阴经脉。

取穴：主穴：曲泉。配穴：曲泽、阿是穴。

操作：对穴位区域进行常规消毒后，取主穴曲泉用32号2寸毫针直刺1.5寸，行捻转、提插手法。

（6）少阴经证

主症：多见腋窝部疼痛，或淋巴结肿大疼痛，肱二头肌后缘疼痛或功能障碍。

治则：宣通少阴经脉。

取穴：主穴：筑宾。配穴：少海、下极泉（极泉直下1.5寸）。

操作：对穴位区域进行常规消毒后，取主穴筑宾用32号2寸毫针直刺1.5寸，先行提插手法后行捻转手法，使针感传至脚底。配穴下极泉和少海均用32号1.5寸毫针，直刺或稍向桡侧斜刺1.2寸深，先行提插手法后行捻转手法，使针感到达前臂或手指。

六、注意要点

1. 针灸治疗本病有较好的疗效，治疗越早，疗效越好。但诊断必须明确，要排除肩关节结核、肿瘤、骨折、脱臼等其他疾病，并要与颈椎病、内脏疾病等引起的牵涉疼痛相区别。

2. 本病主要采取保守治疗。根据病程分期，对组织产生粘连、肌肉萎缩者，应采用推拿、针刺、灸疗、理疗、中西药物等多种疗法，以提高疗效，尤其是功能锻炼不可缺少。

3. 灵活运用阿是穴。肩关节是手三阳经筋、手三阴经筋和足太阳、少阳经筋结聚之处，经筋病证主要表现为疼痛和功能障碍，对经筋病的治疗主要采用"以痛为腧"（即阿是穴）与经穴的配伍应用。但确定阿是穴的位置一定要准确，阿是穴的刺灸法较为重要，可采用单针刺、深刺、浅刺、透刺、齐刺、拔火罐以及灸法等，在临床中应依据病情和阿是穴的位置灵活运用。

4. 刺络拔罐法效果良好。漏肩风的发生多与邪气痹阻脉络或外伤经筋有关，常有瘀血存在，刺络拔罐可祛瘀舒筋，除邪通络，适用于病变的中后期，尤其适合于病变的中期。

七、预防与保健

1. 注意双肩保护，防止外邪侵袭。由于自然界的气候变化，寒冷湿气不断侵袭机体，可使肌肉组织和小血管收缩，肌肉较长时间收缩，可产生较多的代谢产物，如乳酸及致痛物质聚集，使肌肉组织受刺激而发生痉挛，久则引起肌细胞的纤维样变性，肌肉收缩功能障碍而引发各种症状。因此，在日常生活中应注意防寒保暖，要避免在阴冷潮湿的地方睡觉，特别是要避免肩部受凉，这对于预防肩周炎十分重要。平时应注意劳逸结合，不要过度疲劳，节制房事，尽量保持心情舒畅。防止感受风寒而发病。

2. 老年人应经常做肩部和足部肩关节反射区的保健按摩。早晚持之以恒地做肩关节内收、外展、上举、后伸、环转上臂等动作，如"手拉滑车""蝎子爬墙"等。积极防治各种慢性疾病，保持良好的健康状态，增强机体抵抗力和耐受力。

3. **纠正不良姿势**　对于工作中经常伏案、双肩经常处于外展的人，应注意调整姿势，避免长期的不良姿势造成慢性劳损和积累性损伤。

4. 加强功能锻炼 对肩周炎来说，特别要注重关节的运动，可经常打太极拳、太极剑、门球，或在家里进行双臂悬吊，使用拉力器、哑铃以及做双手摆动等运动，但要注意运动量，以免造成肩关节及其周围软组织的损伤。患者治疗的同时要加强患肢的功能锻炼，做外展、内收、前屈、被动上举、后伸以及旋转等活动。坚持每日早晚多锻炼。锻炼的方法很多，应在可耐受的情况下，每日进行 1 次肩关节各方向的运动，如弯腰使垂下的上肢沿顺时针方向做旋肩运动，然后做"蝎子爬墙"活动，还可做双手挟颈及双肘后伸贴墙练习。其他如"手拉滑车"等，都可辅助练习肩部运动，以期减轻粘连。

5. 注意相关疾病 注意容易引起继发性肩周炎的相关疾病，如糖尿病、颈椎病、肩部和上肢胸部外科手术以及神经系统疾病，患有上述疾病者要密切观察是否产生肩部疼痛症状，肩关节活动范围是否减小，并应开展肩关节的主动运动和被动运动，以保持肩关节的活动度。

6. 对健侧肩积极预防 对已发生肩周炎的患者，除积极治疗患侧外，还应对健侧进行预防。有研究表明，有40%的肩周炎患者患病 5 ~ 7 年后，健侧也会发生肩周炎，约12% 的患者会发生双侧肩周炎。所以，对健侧也应采取有针对性的预防措施。

八、病案例举

病案一

朱某，女，52 岁，财会人员。初诊日期：2009 年 4 月 16 日。

主诉： 右侧肩臂疼痛 5 个多月。

现病史： 患者 5 个多月前无明显诱因出现右侧肩臂疼痛，并逐渐加重，患肢活动时疼痛明显，活动受限。刻下症：右侧肩臂疼痛，活动时疼痛加重，夜间疼痛有时导致不能入睡，活动受限，饮食正常，大便黏滞不爽，小便正常。舌质紫黯，舌苔薄白，脉细数。

西医诊断： 肩关节周围炎。

中医诊断： 肩凝病，属寒湿阻络证。

治则： 除湿散寒，通络止痛。

治疗

1. **针刺疗法**

取穴： 阿是穴、右曲池、右风池、右肩外俞。

操作： 对穴位区域进行常规消毒后，针刺阿是穴、右曲池、右风池、右肩外俞。于阿是穴及右肩外俞处行温针灸。

2. **刺络拔罐法**

取穴： 阿是穴、右曲池、右风池、右肩外俞。

操作： 对穴位区域进行常规消毒后，用 7 号一次性注射针针头迅速对上述穴位进行点刺，每穴点刺 3 ~ 5 下，加拔火罐，留罐 10 分钟左右。隔日 1 次。

3．灸法　灸法治疗时以通经舒络、温经止痛为治则。

取穴： 大椎、肩髃、臑俞、肩前、肩髎、肩贞、曲池。

操作： 对以上穴位进行艾条灸，每穴每次艾条悬起灸 10 ~ 15 分钟，或实按灸 7 ~ 10 次。每日或隔日 1 次，7 次为 1 个疗程。

4．中药内治

方药： 活络通痹汤加减。

处方： 独活 15g，续断 15g，制川乌 15g，制草乌 15g，熟地 15g，桑寄生 15g，丹参 15g，黄芪 15g，细辛 3g，地龙 9g，乌药 9g，土鳖虫 6g，徐长卿 10g，甘草 9g。每日 1 剂，水煎服，早晚各服 1 次。

2009 年 5 月 18 日五诊： 肩臂疼痛明显减轻，肩臂部仍有轻度疼痛，针灸治疗加刺右肩前、右肩贞，以促进局部血液循环，加快病情恢复。

2009 年 6 月 15 日七诊： 肩臂部时而有轻度疼痛，患侧活动时疼痛不加重，症状有所减轻，活动范围可逐渐增大，效不更方，治疗同前。

2009 年 7 月 6 日九诊： 肩臂部疼痛消失，肩关节活动自如，患者痊愈停止治疗。随访半年未复发。

病案二

欧阳某，女，48 岁，教师。初诊日期： 2010 年 1 月 12 日。

主诉： 患者左肩疼痛 1 个多月。

现病史： 患者 2 个月前出现左肩疼痛，肩关节活动受限，夜间疼痛尤甚，常在睡眠中痛醒，肩部恶寒喜热。无外伤史。曾内服止痛药，进行过封闭治疗等，疗效不明显。

检查： 右肩外观无异常，肩外侧有明显压痛，位于肩髃和肩髎穴处，活动时疼痛加重，活动明显受限，上臂前举 60°，后伸 30°，外展 50°。舌质黯红，苔薄白，脉滑弦。X 线片示：肩关节未见异常。

西医诊断： 肩关节周围炎。

中医诊断： 漏肩风，属风寒型。

治则： 祛风散寒，温经通络。

治疗

1. 针刺疗法

取穴： 肩髃、肩髎、肩贞、天柱、阳陵泉。

操作： 在穴位处进行常规消毒后，可先针刺天柱穴，用捻转泻法使针感向肩背部传导。然后再取健侧阳陵泉，用 3 寸毫针向阴陵泉透刺，同时要求患者配合活动患侧肩关节。其余穴位用常规针刺手法。

2. 刺络拔罐法

取穴： 阿是穴、右曲池、右风池、右肩外俞。

操作： 在穴位处进行常规消毒后，用7号一次性注射针针头迅速对上述穴位进行点刺，每穴点刺3～5下，加拔火罐，留罐10分钟左右。隔日1次。

3．灸法

取穴： 阿是穴、肩髃、臑俞、肩前、肩髎、肩贞、曲池。

操作： 对以上穴位进行艾炷隔姜灸，每穴每次施灸7～9壮，艾炷如黄豆大小，每日或隔日灸治1次，10次为1个疗程。

4．中药内治

方药： 羌活胜湿汤加减。

处方： 独活12g，羌活15g，制川乌12g，制草乌12g，藁本15g，桑寄生15g，丹参15g，防风10g，麻黄3g，地龙9g，乌药9g，土鳖虫6g，徐长卿10g，甘草9g。每日1剂，水煎服，早晚各服1次。

采用上述治疗方法治疗3个疗程后，患者疼痛基本消失，活动明显改善，嘱其继续进行功能锻炼。继续治疗1个疗程后患者完全康复，左上肢活动自如，外展可达90°，上举180°。巩固治疗2次，随访半年未复发。

病案三

胡某，男，51岁，干部。初诊日期：2011年11月13日。

主诉： 患者右肩疼痛3个月。

现病史： 患者 3 个月前单位搬迁，抬东西劳累闪挫，天寒受凉后出现右肩疼痛，夜间疼痛尤甚，影响睡眠。肩关节活动受限，右臂不能上举、后伸，生活和工作不便。

检查： 右肩外观无异常，肩外侧有明显压痛，活动时疼痛加重，活动明显受限。舌质黯红，苔白腻，脉滑。X 线片示：肩关节未见异常。

西医诊断： 右肩关节周围炎。

中医诊断： 漏肩风，属寒湿夹瘀证。

中医辨证： 系风寒侵袭，经络瘀阻，损伤经筋，瘀血停留。

治则： 祛风散寒，活血通络。

治疗

1. 针刺疗法

取穴： 肩髃、肩髎、臂臑、天宗、曲池、臑会、条口、承山。

操作： 对穴位区域进行常规消毒后，取肩髃、肩髎、臂臑、天宗、曲池，用热补针法，起针后用同样手法针刺右条口透承山，留针 20 分钟，在留针期间边操作边让患者活动患肢。最后以三棱针散刺患侧肩关节局部穴位如肩髃、臂臑、肩髎、臑会，点刺后迅即拔罐，留罐 10 分钟。每日 1 次。并嘱患者平时多活动患肢。

2. 灸法

取穴： 阿是穴、肩髃、臑俞、肩前、肩髎、肩贞、曲池。

操作：对以上穴位进行艾炷隔姜灸，每穴每次施灸7～9壮，艾炷如黄豆大小，每日或隔日灸治1次，10次为1个疗程。

3．刺络拔罐法

取穴：阿是穴、右曲池、右风池、右肩外俞。

操作：在穴位处进行常规消毒后，用7号一次性注射针针头迅速在上述穴位上点刺，每穴点刺3～5下，加拔火罐，留罐10分钟左右。隔日1次。

4．中药内治

方药：身痛逐瘀汤加减。

处方：秦艽15g，羌活10g，川芎12g，防风12g，独活15g，桑寄生15g，红花10g，当归10g，香附12g，五灵脂6g，没药9g，地龙6g，川牛膝10g，甘草9g。每日1剂，水煎服，早晚各服1次。

经上述治疗2个疗程后，患者右肩臂疼痛明显减轻，夜间未被痛醒，肩臂活动功能亦明显改善，效不更方，治疗同前。嘱患者继续做功能锻炼。经治疗3个疗程后，患者疼痛基本消失，夜间能平稳入睡，肩臂外展、后伸、后背上抬等活动无明显受限。为巩固疗效，继续针灸治疗1个疗程，患者右肩臂疼痛完全消失，右上肢活动自如，运动功能恢复正常，随访未再复发。

病案四

关某，女，49岁，工人。初诊日期：2012年3月16日。

主诉：左肩疼痛近半年。

现病史：患者半年前参加劳动淋雨后，突发左侧肩关节酸胀、疼痛半年，近1个月加剧，经服西药止痛片、维生素B_1及外贴膏药等法治疗，症状未减。现左肩关节疼痛，夜间疼痛尤甚，遇风寒、劳累疼痛加重，寐差。

检查：患者痛苦面容，左肩外观无异常，肩外侧有明显压痛，活动时疼痛加重，活动明显受限，外展30°，后伸30°，前抬90°，不能做外旋动作。舌质淡黯，苔薄白，脉细弦。X线片示：肩关节未见异常改变。

西医诊断：左肩关节周围炎。

中医诊断：漏肩风，属瘀血留滞，风寒闭络。

治则：益气活血，温经散寒。

治疗

1. 针灸疗法

取穴：肩髃、肩痛穴、阿是穴、手三里、合谷。

操作：在穴位处进行常规消毒后，肩痛穴采用巨刺法，即左侧患病取右侧穴位，右侧患病取左侧穴位，嘱患者坐位，选3寸毫针直刺1.5寸左右，提插强刺激，以有触电样针感向足背、足趾和踝关节传导并出现麻、胀感为宜。同时嘱患者由慢到快地活动肩部，肩痛穴不留针。阿是穴采用温灸齐刺法，即进针得气后将艾条插入毫针针尾，并将艾条点燃，燃尽后可重置艾条，留针20～30分钟。其余穴位采用常规针刺方法。每日1次。

2．耳穴疗法

取穴： 肩、锁骨、肝、脾、皮质下、交感、神门。

操作： 在穴位处进行常规消毒后，用耳穴探棒探出相应部位的敏感点，用王不留行籽贴在约0.1cm×0.1cm的胶布上，用镊子夹持胶布一边，贴在所选穴位上，按压数次，以局部有明显压痛感、耳廓有热感为宜，每日按压5～6次，每次5～10分钟，嘱患者每次按压耳穴时配合活动患肢。两耳交替进行，每5日1次。

3．中药内治

方药： 肩凝解痛汤。

处方： 炙黄芪18g，当归15g，川芎10g，姜黄10g，桂枝10g，白芍12g，丹参12g，山茱萸15g，鸡血藤15g，生乳香10g，生没药10g，三七粉3g（冲服），炙甘草6g。每日1剂，水煎服，早晚各1次。10剂为1个疗程。

用上述方法治疗2个疗程后，患者肩臂疼痛明显减轻，能安稳入睡，前屈、外展、后伸明显改善，穿脱衣服、洗脸能自行完成，但较吃力。效不更方，并嘱患者加强肩关节功能锻炼，继续治疗3个疗程后，患者疼痛完全消失，肩关节功能恢复正常，随访至今未复发。

第五章

肱骨外上髁炎

肱骨外上髁炎是以肘部局限性慢性疼痛、关节活动障碍为主症的病证，俗称"网球肘"，属于中医学"筋痹""伤筋""肘劳"等范畴。肱骨外上髁炎是最常见的慢性损伤性疾病，一般起病缓慢，常反复发作，无明显外伤史，多见于从事旋转前臂、屈伸肘关节和肘部长期受震荡的劳动者，如木工、瓦工、钳工、水电工、矿工、打字员和网球运动员等，其肌肉长期劳累且经常处于紧张状态，使腕伸肌腱和指伸肌腱起点受到反复牵拉刺激，引起肱骨外上髁处骨膜、滑膜和肌腱的慢性无菌性炎症。本病以 30～50 岁青壮年居多，亦是中老年人的常见病、多发病。本病发病的男女比例为 3∶1，右侧多于左侧。

一、病因病机

（一）中医学的认识

《素问·阴阳应象大论》云："气伤痛，形伤肿。"本病多由劳伤后瘀血阻滞，或伤后感受风寒之邪所致。

1．瘀血阻滞 《素问·五脏生成》云："诸筋者，皆属于节"，肘部功能活动灵活，全赖周围筋脉伸缩坚劲之力。肱骨外上髁是前臂腕伸肌的起点，手腕伸展肌特别是桡侧腕短伸肌在进行手腕伸直及向桡侧用力时，由于张力之大，容易出现肌肉筋骨连接处的部分纤维过度拉伸，形成轻微撕裂，导致局部出血，瘀血阻滞，使脉络经气阻塞，经络不通，不通则痛。

2．本病中医学称为筋痹、伤筋或肘劳，其病因主要为慢性劳损，长期频繁地屈伸腕关节和肘关节，使腕伸肌的起点反复牵拉、旋转、磨损，耗伤气血，可使肘部的经筋慢性损伤，瘀血内停，迁延日久，气血痹阻，经脉不通而发痛。中医学认为，经络受损，劳累汗出，营卫不固，腠理空虚，风寒湿邪乘虚侵袭肘部经络，凝滞关节，闭阻经络气血，导致肘部经气不通，肌肉、筋骨酸楚疼痛、屈伸不利，则成"筋痹"。

（二）现代医学的认识

1．病因

（1）急性损伤： 肱骨外上髁部活动范围较大，为维持关节的稳定性和进行正常的生理活动，有桡侧腕长伸肌和桡侧腕短伸肌，指总伸肌、小指固有伸肌、肱桡肌、旋后肌和尺侧腕伸肌也均在此处附着。当前臂处于旋前位时，腕关节突然用力背伸，致使前臂桡侧腕伸肌处于强力收缩状，导致肱骨外上髁处的伸肌总腱附着点因强力牵拉而致部分撕裂，骨膜下出血、血肿，局部炎症，继之渗出、粘连，使局部纤维组织化、钙化，而导致骨质增生，或日久形成筋结，造成对肌腱的长期反复刺激，而引发本病。

（2）**慢性劳损**：慢性者多见于长期从事某些反复屈伸腕关节、伸指、前臂旋转活动工作的中年人。其肌肉长期劳累且经常处于紧张状态，使腕伸肌腱和指伸肌腱起点受到反复牵拉刺激，引起肱骨外上髁骨膜、滑膜和肌腱的慢性无菌性炎性改变，渗出、粘连，产生疼痛。

2．病理　不同的病因可以形成不同的病理现象。急性损伤者通常由于在屈肘位突然用力做前臂旋前、伸腕、伸肘活动时，关节囊的滑膜嵌入肱桡关节间隙。或者由于桡侧腕伸肌起点骨膜撕裂，骨膜下出血，形成血肿，局部组织粘连、机化、骨化，引起肱骨外上髁炎，肱骨外上髁骨质增生，形成锐边或小结节，刺激腕伸肌腱而发生疼痛。

慢性损伤多在纤维结缔组织退行性变的基础上发生。随着年龄的增长，纤维结缔组织开始出现退行性变，弹性减退时，则其损伤的机会增多。前臂在旋前位时，腕关节经常做背伸掌屈运动，使前臂伸肌长时间处于紧张状态，并牵扯其附着部的软组织发生慢性损伤，引起前臂腕伸肌痉挛，从而挤压通过其间的血管神经束，极易发生本病。此外由于桡侧腕短伸肌起始部与桡侧副韧带交织在一起，而桡侧副韧带与环状韧带的外侧又紧紧附着，环状韧带与桡侧副韧带均有防止桡骨头脱出的作用。因此，当桡侧腕短伸肌的肌腱出现慢性劳损时，可引起桡侧副韧带损伤，从而继发环状韧带损伤，减弱维持桡骨小头正常位置的力量，由于桡骨小头位置不稳，即会出现沿桡侧伸腕肌的疼痛。

二、临床表现

（一）症状与体征

1. 症状 临床表现多数呈慢性起病，缓慢出现肘关节外侧疼痛，疼痛可向前臂桡侧、腕部或上臂放射，持物、扫地、拧毛巾等动作可加剧疼痛。疼痛多为持续性，较重者会反复发作，握物无力，甚至持物脱落，尤其在屈肘时手不能持重物。肘关节活动正常，局部无红肿。前臂旋前伸肘因疼痛而受限。

2. 体征 在肱骨外上髁上方可触及压痛，为桡侧腕长伸肌起点的损伤；肱骨外上髁上压痛，为桡侧腕短伸肌起点损伤；桡骨小头附近压痛，或为环状韧带的损伤；桡侧腕伸肌上部广泛而明显的压痛，可能为血管神经束受挤压。

（1）**网球肘试验**：手半握拳，将前臂稍弯曲，而腕关节尽量屈曲，再将前臂完全旋前，然后将肘伸直，在肘伸直时，如肱桡关节的外侧发生疼痛，则为阳性。

（2）**腕伸肌紧张试验（Mills sign）**：患者屈腕握拳，医生以手按压患者手背，嘱患者抗阻力伸腕，如腕外侧疼痛则为阳性。

（二）辅助检查

影像学检查 X线片一般正常，有时偶可见钙化阴影、肱骨外上髁粗糙或骨膜反应等。

三、诊断要点

1. 起病缓慢，肘部关节外侧疼痛，严重时疼痛可向前臂、腕部和上臂放射，持物无力。

2. 有外伤史，或由长期频繁地屈伸肘腕关节而致屈肌群劳损引起。肱骨外上髁敏感压痛，局部不红肿，肘关节活动范围正常。

3. 在肱骨外上髁腕伸肌起点处可明显触及压痛点或阳性反应物；在肱桡关节间隙也可触及压痛点。

4. 肘部旋前、旋后受限。前臂旋前及用力背伸腕关节引起剧烈疼痛，如肘屈曲，握拳，屈腕，然后将前臂主动旋前，同时伸肘，引起肘外侧疼痛。

5. 前臂伸肌紧张试验（又称柯宗试验，Cozen 征）阳性；腕伸肌紧张试验（又称网球肘试验）阳性。

四、鉴别诊断

1. 骨化性肌炎　疼痛部位广泛，伴有功能障碍，X 线检查可确诊。

2. 高尔夫球肘（学生肘）　其肘痛部位在肱骨内上髁，由屈肌群劳损引起。而网球肘痛在外侧。

3. 肱桡滑囊炎　肘部外侧疼痛，活动时疼痛加重，疼痛部位在肱桡间隙，局部肿胀，有一囊性肿物，有压痛，疼痛向前臂及腕部放射。

肱骨外上髁炎除局部压痛外，肘部旋前、旋后受限。前臂旋前引起剧烈疼痛，其疼痛点位置比肱骨外上髁炎略高，压痛比肱骨外上髁炎轻。局部可有肿胀和触痛，穿刺针穿刺可抽出积液。

五、常规治疗

1. 针灸疗法　嘱患者坐于桌前，将患侧肘关节置于桌上，充分暴露肘关节和疼痛部位。医生取肱骨外上髁处痛点，先在穴位处进行常规消毒，然后以1.5寸毫针直刺1.2寸，行留针法，留针后加用温针灸。并以此针为中心，以3～4根1寸毫针斜刺，以加强中心针的作用。

2．火针疗法　嘱患者坐于桌前，将患侧肘关节置于桌上，充分显露肘关节和疼痛部位。医生在压痛点及疼痛区域做好标记，局部进行常规消毒。一般选用细火针，右手持火针针柄，左手持酒精灯，将酒精灯靠近患者，将火针置于酒精灯上烧红至发白，对准压痛点速刺2～3针，入皮深约0.5cm，然后用酒精棉球压迫点刺部位。接着换用中等粗火针，在疼痛区域做快速浅刺，每1cm点刺1针。隔日1次，2次为1个疗程。操作时要注意保护血管及神经，动作要快，用力要均匀，针后2天内勿洗澡，局部发痒者禁用手搔抓，以防感染。

3．浮针疗法　嘱患者坐于桌前，将患侧肘关节置于桌上，充分显露肘关节和疼痛部位，局部进行常规消毒。医生以疼痛点为进针方向，在前臂或上臂按浮针常规进针，做扫散动作1～3分钟，然后停止扫散，让患者做前臂旋前动作，观察其症状改善情况，如疼痛基本消失，即可留针4小时左右。如患者还感到疼痛，可继续重复扫散后再留针，一般1～2次即愈。

4．封闭疗法　患者可取坐位或卧位，肘关节屈曲

90°，医生在其肱骨外上髁处找到疼痛敏感点。常规消毒后，以无菌注射器抽取泼尼松龙混悬液 1ml，再抽取 2% 利多卡因 3ml 混合均匀，于敏感点进针，垂直刺入皮肤后，将针头刺入达肱骨外上髁骨组织，抽吸无血后推注混合液 0.5 ~ 1ml，然后少许退针，匀速地将药注入压痛点。注射完毕，用无菌棉球轻柔地按摩注射点局部约 3 分钟，使药液均匀地弥散到外上髁部。

5．针刀治疗　对症状严重的肱骨外上髁炎患者，可采用针刀疗法，一般平行于肌纤维方向进刀，纵行疏通剥离数刀，常可获得一定疗效。

六、辨证论治

1．瘀血阻滞

主症：肘部关节外侧疼痛突然发作，肘部关节活动受限，在肱骨外上髁压痛显著，或因外伤或邪留经络，致气血运行不畅。舌质黯，舌苔薄腻，脉弦。

（1）针灸治疗

治则：行气活血，化瘀止痛。

取穴：阿是穴、手三里、曲池、肘髎、关冲、合谷、商阳。

操作：对穴位区域进行常规消毒后，阿是穴用刺络拔罐法，即先用梅花针在局部叩刺出血，或用较粗的毫针点刺出血，然后拔火罐。关冲、商阳点刺出血。针刺合谷用捻转泻法。针刺手三里、曲池、肘髎时，针尖均朝向痛点处，用捻转泻法。

（2）艾炷隔姜灸：灸法治疗时以温经散寒，活血止痛为主要原则。

取穴：取局部阿是穴、曲池，进行艾炷隔姜灸。

操作：让患者屈肘平放在桌上，在肘部寻找痛点（即阿是穴）和曲池，用笔做标记，然后用枣核大小的艾炷隔生姜片在上述穴位施灸 5～7 壮，每日 1 次，5 次为 1 个疗程。

2. 风寒阻络

主症：肘部关节外侧疼痛，严重时疼痛常波及前臂，持物无力，功能受限，遇寒疼痛加重，得温则痛缓。在肱骨外上髁处压痛明显。舌淡，舌苔薄滑或薄白，脉浮紧或弦紧。

（1）针灸治疗

治则：温经散寒，祛风通络。

取穴：天宗、天柱、曲池、阿是穴、合谷、肘髎、足三里、外关。

操作：嘱患者坐于桌前，将患肘关节放于桌上，充分暴露肘关节和疼痛部位。取肱骨外上髁处痛点，对穴位处进行常规消毒后，取 28 号 1 寸毫针，在阿是穴压痛最明显部位中心直刺，进针后，直刺抵骨面，在压痛最明显部位的骨面上提插深刺，在针感强烈的位置留针。然后以阿是穴为中心在其四周斜刺 4 针，针尖斜向正中 1 针的针尖，缓慢地捻转推进，使每针的针尖均达到正中 1 针针尖所抵骨面。其他穴位常规针刺，得气后行平补平泻手法。

（2）艾炷隔姜灸

取穴：取局部阿是穴、曲池，进行艾炷隔姜灸。

操作：让患者肘关节屈曲平放在桌上，在肘部寻找痛点（即阿是穴）和曲池，用笔做标记，然后用枣核大小的艾炷隔生姜片在上述穴位施灸 5 ~ 7 壮，每日 1 次，5 次为 1 个疗程。

（3）刺络拔罐

取穴：阿是穴、曲池、手三里。

操作：先在穴位处进行常规消毒，然后用 7 号一次性注射针针尖迅速在上述穴位上点刺，每穴点刺 3 ~ 5 下，加拔火罐，留罐 10 分钟左右。隔日 1 次。在痛点拔罐后，可用 TDP 照射，能增加活血行气、舒筋活络、温经散寒之功，使肘部经络通畅，风寒之邪皆去，可达标本兼治。

（4）热敏灸疗法

治疗处方：高发热敏穴位区域。对穴位热敏高发部位局部压痛点、厥阴俞、手三里、阳陵泉（健侧）进行穴位热敏探查，然后标记热敏穴位。

操作

1）局部压痛点单点温和灸，自觉热感透向深部并向四周扩散或自觉深部有紧、压、酸、胀、痛感，灸至热敏灸感消失。

2）厥阴俞穴双点温和灸，自觉热感沿腋下及臂后外侧传至肘关节处，灸至热敏灸感消失。

3）手三里穴单点温和灸，自觉热感深透，或向上或向下沿手阳明大肠经传导，灸至热敏灸感消失。

4）健侧阳陵泉穴单点温和灸，自觉热感透向深部或向上或向下沿足少阳胆经传导或自觉局部有紧、压、酸、胀、痛感，灸至热敏灸感消失。

每次选取上述 1～2 组穴位，每天 1 次，10 次为 1 个疗程，疗程间休息 2～5 天，共 2 个疗程。

3．气血亏损，筋骨失养

主症：肘部关节长期酸痛，痛无定时，时轻时重，持物无力，功能受限，肘关节外侧有筋结和明显压痛。舌淡，苔薄白，脉沉而细。

（1）针灸治疗

治则：补气养血，舒筋散结。

取穴：天井、手三里、曲池、阿是穴、三阴交、肘髎、足三里、外关。

操作：对穴位处进行常规消毒后，针刺阿是穴时，先在阿是穴处触及结节，再选用直径 0.30mm、长 25mm 的毫针直刺进入结节的中心，当针尖部有紧涩感时，施以龙虎交战手法。在结节的周围用扬刺法针刺 4 针，即用毫针斜刺进入结节，当针尖部感到沉紧时，用拇指向前捻转 9 次，再提插 6 次，反复做 5 ~ 9 次。

（2）艾炷隔姜灸：取大块新鲜生姜切片厚约 0.3cm，用三棱针在姜片上均匀地点刺 6 ~ 9 个小孔。出针后将姜片置于痛点处，然后在姜片上放置枣核大小艾炷灸 5 ~ 8 壮，灸至局部皮肤潮湿红润为度。每天 1 次，7 次为 1 个疗程，每 2 个疗程之前间隔 3 ~ 5 天。治疗期间应尽量减少患肢活动，避免使患肘劳累。

（3）按摩：嘱患者取坐位或仰位，医生立于患侧，先沿肱骨外上髁向前臂用按、揉等手法按摩 3 ~ 5 分钟，以舒筋活血；再对压痛点按压、弹拨 3 ~ 5 分钟，以松解粘连；继而按住压痛点同时进行屈肘屈腕、前臂旋转等动作，最后以搓、抖等手法放松肘关节，每天 1 次。

（4）中药熏蒸：当归 12g，川芎 15g，白芍 15g，制川乌 12g，红花 12g，细辛 10g，桂枝 12g，透骨草 15g，威灵仙 15g，鸡血藤 15g，伸筋草 15g，生地黄 15g。以上诸药水煎 40 分钟后，连药滓共置于广口容器中，加入白酒 100ml、老米醋 100ml，熏蒸患侧腕掌部，待温度适宜时，用药汁浇洗患侧手部及前臂，每次 30 ~ 40 分钟，注意防止烫伤发生。每日 2 ~ 3 次，10 天为 1 个疗程。

七、注意要点

1. 针灸治疗本病有较好的疗效，在治疗方法上要注重灸法的应用，同时可配合推拿、药物熏洗和敷贴疗法。

2. 急性发作者，治疗期间及症状消失后 1 个月内应减少患肢活动，避免肘关节用力，同时要注意局部保暖，免受风寒。

八、预防与保健

1. 加强手臂的力量练习和柔韧性练习。练习时应注意运动的强度要合理，不可使手臂过度疲劳。

2. 平时用电脑打字、料理家务前，要充分做好热身运动，特别是手臂和手腕的内旋、外旋、背伸练习。

3. 打网球时用护肘，保护肘部；网球握拍要放松；逐步增加力量练习。

4. 正确使用器材，球拍越长，杠杆越长，手柄越小，所需的抓持握力越大，弦的张力越大，则需更强的力量。不要忽视这一点。注意运动之前的热身准备活动。

九、病案例举

袁某，女，45岁，干部。初诊日期：2013年2月19日。

主诉：右肘关节酸痛4个月余，加剧近1个月。

现病史：患者曾在外院就诊，诊为右肱骨外上髁炎，用封闭治疗2次，减轻过1个月余。春节前加剧，服中药（具体药物不详）未见效。近日受寒，加上劳累，上症加重，尤在拿物时明显，痛牵手臂部，无力。

检查：右肱骨外上髁内下方压痛明显，腕伸肌的肌间沟也有压痛，令右肘伸直紧握拳，使其前臂被动旋前时，疼痛明显加重。舌红，苔白黄，中根部稍厚，脉细弦。

西医诊断：右肱骨外上髁炎。

中医诊断：肘劳，属气血痹阻，筋脉失养。

治则：行气活血，驱寒逐湿。

治疗

1. **针刺疗法**

取穴：百劳、天柱、肘部阿是穴、手三里、外关、曲池。

操作：在穴位处进行常规消毒后，针刺百劳、外关、天柱以毫针泻法，曲池、手三里用龙虎交战手法，留针30分钟。针刺阿是穴用前述方法。

2．隔药灸

取穴： 阿是穴、曲池、手三里。

药酒配制： 生川乌、生草乌、生半夏、川花椒、乳香、没药、麻黄、生南星、樟脑等，用高度白酒浸泡即成。

灸前，取生姜若干，切片厚约0.3cm，上述药酒适量，浸泡待用。

操作： 取患者疼痛部位最明显处，即阿是穴，做一标记。根据痛处面积的大小，将1~2块药姜片平放于穴位处，上置艾炷，同时点燃，药气即可透入。如觉过热，可将姜片略抬起，停片刻，再放下，待艾燃尽，即取走另换。每穴连灸3壮，1~2天1次，5次为1个疗程。

注意事项： 局部皮肤有出血破损者，待皮肤愈合后方可使用；若在灸处出现奇痒、潮红，甚至出现水疱，系药艾过敏或艾火灼伤，无须紧张，用紫药水或跌打万花油涂擦即可，注意保持局部清洁，一般不会感染，3~4日即干瘪结痂，愈后不留瘢痕。

用上述方法治疗1周后，患者感到疼痛减轻，2周后痛除，肘关节运动比前灵活。治疗3周后肘关节活动基本自如。治疗4周后诸症消失，至今未发。

病案二

关某，男，42岁，汽车修理工。初诊日期：1993年3月

21 日。

主诉：左肘关节酸痛 3 个月，加重 1 个月。

现病史：患者于 3 个月前始感左肘酸痛，曾在单位医务所用泼尼松龙做局部封闭治疗，疼痛缓解 1 个月余，近 1 个月来，左肘关节酸痛，活动受限，疼痛逐日加重，前臂乏力，旋前疼痛加重，握物无力。

检查：左肘关节活动基本正常，皮色不变，左侧肱骨外上髁与桡骨之间有明显压痛点，抗阻力痛及腕伸肌紧张试验阳性。舌淡红，苔薄白，脉弦涩。

西医诊断：肱骨外上髁炎。

中医诊断：筋痹，属劳伤气血，筋脉不和。

治则：舒筋活络，调和气血。

治疗

1．针刺疗法

取穴：主穴：为肱骨外上髁至桡骨颈之间的敏感压痛点；配穴：患侧外关、合谷、曲池、手三里。

操作：对穴位处进行常规消毒后，用 28 号 1.5 寸毫针直刺，深达筋膜，捻转至有酸麻胀痛感或触电感为度。每 10 分钟行针 1 次，留针 30 分钟。

2．艾炷隔姜灸　取大块新鲜生姜切片厚约 0.3cm，用三棱针在姜片上均匀地点刺 6～9 个小孔。出针后将姜片置于痛点处，然后在姜片上放置枣核大小艾炷灸 5～8 壮，灸至局部皮肤潮湿红润为度。每天1次，7次为1个疗程，每疗程间隔3~5天。

用上法治疗1周后患者疼痛减轻。继续治疗1个疗程后，患者疼痛基本消失，肘关节活动灵活，握物有力。继续巩固治疗1个疗程后，肘关节功能恢复正常，半年后随访未复发。

病案三

冯某，男，53岁，厨师。**初诊日期**：1993年5月11日。

主诉：右手肘部疼痛7天。

现病史：患者于7天前始感右手肘部疼痛，右手握物无力，屈、伸、旋前、旋后、握铲、拧毛巾均十分困难。

检查：右肘关节疼痛，屈、伸、旋前、旋后疼痛加重，痛引前臂、上臂。肱骨外上髁以及肱桡关节间隙处有明显压痛，腕伸肌紧张试验阳性。舌淡，苔薄白，脉弦而紧。X线检查无异常发现。

西医诊断：肱骨外上髁炎。

中医诊断：肘劳，属气血阻滞，寒凝经脉。

治则：舒筋通络，行气活血。

治疗

1. **针刺疗法**

取穴：阿是穴、列缺、中渚、三间、曲池。

操作：对穴位区域进行常规消毒后，用30号1寸毫针以单手进针法快速刺入，列缺、中渚两穴均向上斜刺，三间向手心方向透刺。以上诸穴得气后可视病情虚实情况而施补泻手法，留针30分钟，在留针的同时嘱患者轻轻、慢速地活动腕关节、掌指关节以自我行针，保持针感应以患者可耐受为度。每天1次，10次为1个疗程。

2．艾炷隔姜灸

处方：取局部阿是穴、曲池，进行艾炷隔姜灸。

操作：嘱患者将患侧肘关节屈曲平放在桌上，在肘部寻找痛点（即阿是穴）和曲池，用笔做标记，然后用枣核大小的艾炷隔生姜片在上述穴位施灸5~7壮，每日1次，5次为1个疗程。

用上法治疗1周后患者疼痛锐减，肘关节活动大有改善，2周后患者疼痛基本消失，手感觉有劲，握物有力，肘关节功能恢复正常。继续巩固治疗1个疗程，随访未见复发。

【治疗体会】①仔细寻找压痛点：肘部的压痛点可分布在肱骨外上髁顶部、肱骨外上髁上方以及肱桡关节间隙处，确定压痛点的具体位置进行针刺治疗才能取得良好效果。②针灸治疗时应辨病与辨证相结合，局部治疗与整体治疗相结合。③隔姜灸能够对本病产生良好的治疗效果，其主要原因是"艾叶能通十二经，善于温中，逐冷，行血中之气，气中之滞"。又采用外用止痛药酒，用生川乌、生草乌、生半夏、生南星、麻黄、川花椒、樟脑、乳香、没药等辛香温热、活血化瘀药物泡生姜片做垫隔物，燃艾，烘灼腧穴，作用集中，热力均衡，温和持久，徐入缓进，透达深远，连绵不断，使隔姜灸的药力循经直达病所，温通经络，调和气血，驱寒逐湿，祛风定痛。

现代药理研究证明，艾叶中含有多种化学成分，有扩张血管，加速血细胞流速，改善营养的作用，有利于病变组织的修复和再生，并能活血化瘀，改善血液循环，增加组织器官血氧供应，促使炎症吸收和局限化，有利于消炎，增强新陈代谢，而达到祛瘀生新的功效。

本法是把药、姜、艾的辛温结合起来，并以火的热力直透肌肤，能使局部红晕，甚至烧灼皮肤使其发疱，真可谓艾灸"火气虽微，内攻有力"，尤对冷痛、痹病疗效甚好。

第六章

腰椎间盘突出症

腰椎间盘突出症是临床腰腿痛最常见的病因之一，腰椎间盘突出症又称腰椎间盘纤维环破裂症，或称腰椎间盘髓核突出症，系指腰椎间盘发生退行性变化过程中，在外力作用下导致椎间盘内、外力平衡失调，使纤维环破裂，髓核突出，压迫神经根，引起腰腿痛和神经功能障碍。

本病发病率约占门诊腰腿痛患者的 15%。男性比女性多见，尤其以青壮年男性体力劳动者多见。本病好发年龄在 20 ~ 45 岁之间，据统计达 70% 以上，因此年龄段群体劳动强度大，椎间盘开始退变，关节稳定性逐渐降低，而代偿机制尚未形成。男性患者多因其从事重体力劳动，腰部负重压力过大，腰部外伤发生概率大，尤其是积累劳损引起纤维环破裂，而发生退变。从发病部位上看，虽腰椎各节段均可发生，但一般左侧发病高于右侧，以腰 4 ~ 5 为最多见，其次是腰 5 ~ 骶 1，其中也有 2 节同时突出者。

腰椎间盘突出症在中医学中没有相应的病名，根据其临床表现，属中医学的"腰腿痛""腰脚痛""腰痛连膝""痹病"等范畴。中医学认为外伤或劳损可致瘀血阻滞经脉，故不通则痛；或寒湿、风邪侵犯腰部经络，而致经脉不通；肝肾亏虚，肾主骨，筋骨失养，经络渐伤，终致血脉痹阻，气化升降失常，遂发本病。根据经络学说，足太阳经夹脊抵于腰，督脉贯脊循行于腰部，足少阴经"贯脊属肾"，又有"腰为肾之府"之称，故腰痛多与足太阳经、督脉和足少阴经脉、经筋病变有关。近年来，中医学界对本病从理论探讨、实验研究及临床研究等方面做了大量的工作。在临床治疗上，除了应用传统的药物内治、外治、推拿和针灸等方法治疗腰椎间盘突出症取得研究进展外，尚有与西医学及现代科学技术相结合而创造出来的药物离子导入、小针刀疗法、硬膜外中药治疗等新疗法的出现。新疗法的产生，不仅丰富了中医治疗学的内容，而且进一步提高了腰椎间盘突出症的临床治疗效果。

一、病因病机

（一）中医学的认识

中医学认为腰为肾之府，故腰痛一病与肾的关系最为密切。肾主骨生髓而通于脑，从生理上说明脊椎的生理、病理与肾有着必然的联系。《杂病源流犀烛·腰脐病源流》则明确指出："腰痛，精气虚而邪客病也……肾虚其本也，风寒湿

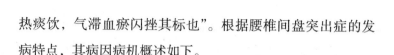

热痰饮，气滞血瘀闪挫其标也"。根据腰椎间盘突出症的发病特点，其病因病机概述如下。

1. 肾精虚亏，筋骨失养　腰痛起病，肾气虚亏为其根本。大量医学资料表明，这一观念符合腰椎间盘突出症的病因病机特点，腰椎间盘突出症是在原有腰椎间盘退行性改变的基础上发生的，素体虚弱，加之劳累过度或房事过甚，或年老体衰，肾阳受损，以致肾精亏虚，筋骨无以濡养，而使椎间盘渐趋退化。中医学认为男子"五八肾气衰"，由于劳伤过度，肝肾亏损，筋骨失养，不再隆盛，易被外力所伤，易受外邪侵袭而引起发病。

2. 跌仆外伤，气血瘀滞　腰椎位于躯体中部，如因跌仆闪挫，或腰部用力不当，或强力负重，极易挫伤筋脉，使血溢脉外，瘀血闭阻，阻滞经络气血的运行，使筋脉气血瘀滞留于腰部而发为腰痛。

3. 风寒湿邪内侵，痹阻经脉　多因久居寒湿之地，或坐卧寒湿之所，或常涉水冒雨，地下作业，身劳汗出，衣着湿冷，阴湿寒重，卫阳先损，寒湿之邪乘虚入身。寒性凝滞收引，湿性黏腻交触，痹阻经脉，气血运行不畅而突发腰痛。若寒湿相伴，久郁化热，亦可痹阻经脉，壅滞气血而致腰部发病。寒为阴邪，寒重最易损伤人体阳气，阳气受损，人体失去其正常的温煦、气化作用，则会出现阳气衰退的寒证，造成一种恶性循环。肾阳为人体阳气之本，外邪内袭，久病及肾，肾阳受损致病，而发为寒性腰痛。

总之，中医学认为，腰椎间盘突出症的发生关键是肾气虚损，筋骨失去濡养。跌仆闪挫或寒湿之邪为其诱发主因。经脉阻滞，气血运行不畅是导致腰痛的病机。

（二）现代医学的认识

1. 病因　现代医学认为，发生腰椎间盘突出症的原因有内因和外因两个方面。内因是腰椎间盘的退行性病变；外因则有外伤、劳损和感受寒冷风湿等。

（1）腰椎间盘的生理性退变：椎间盘退行性改变是腰椎间盘突出症的基本病因，是一种规律性变化。椎间盘的发育以20岁为发育高峰，20岁以后，随着年龄的增长，椎间盘退行性改变就已开始，因其不断遭受挤压、牵拉和扭转等外力作用，使椎间盘发生退行性改变，纤维环变性、增厚、弹性减少；30～40岁时椎间盘蛋白多糖减少，髓核趋向胶原化，失去其弹力及膨胀性能。椎间盘退行性改变常以髓核的退行性改变进展为最快，软骨板也随年龄的增长逐渐变薄和变得不完整，出现钙化和脱水，并产生软骨囊样变性及软骨细胞变性、坏死，纤维环的附着点开始松弛，加之腰椎间盘纤维环后外侧较为薄弱，而纵贯椎骨内椎体后方的后纵韧带到第1腰椎平面以下逐渐变窄，至第5腰椎和第1骶椎间的宽度只有原来的一半，因而造成了自然结构方面的弱点，使椎间盘没有血液循环，修复能力明显减弱。以上为椎间盘退变的生化与组织学改变。在遭受外力时，腰椎间盘受到来自不同方位的应力，易发生萎缩、弹性减弱等退行性病变，容易在各种诱因下造成椎间盘突出。

（2）损伤：腰椎外伤及常年劳损积累是引起腰椎间盘突出症的重要诱因。腰椎呈生理前凸，椎间盘后薄前厚，人们在弯腰时，髓核向后方移动而产生反抗性弹力，其弹力的大小与负重压力的大小成正比，如果负重压力过大，由于纤维环的退变及本身已有的缺陷，髓核就有可能冲破纤维环固定而脱出、突出、分离。脱出是指髓核仍被纤维环外层的部分纤维所包裹；突出是指髓核从纤维环的后纤维爆出，处于后纵韧带之下；分离是指髓核已突出于纤维环和后纵韧带之外，髓核游离于椎管内。劳损积累时，髓核长时期不能得到正常充盈，影响纤维环的营养供应，使纤维环损伤不易修复，日久使退变的椎间盘薄弱点出现小裂隙。此种裂隙多出现在纤维环后部，可涉及纤维环的不同深度，也可出现在软骨板，变成髓核突出的通道。

（3）遗传因素：Varlotta（1991）的一项调查表明，32%的腰椎间盘突出症病例有阳性家族史。有阳性家族史的患者中，21岁以前发生腰椎间盘突出症的相对危险性高出正常人群5倍。而有色人种本病发病率较低（如非洲黑人、印第安人、因纽特人）。

（4）**受寒**：在不少腰椎盘突出症患者中，受寒是本病的主要诱因，寒冷刺激使腰背部的肌肉痉挛和小血管收缩，使椎间盘压力增高，导致局部血液循环变慢或减少，进而影响椎间盘的营养，同时由于寒冷刺激导致局部血液循环变慢，引起肌肉动作不协调、收缩、痉挛，使椎间盘的内压增高，对已有病变的椎间盘或造成进一步损害，致使髓核突出。

（5）**腰骶部震动刺激**：长期持续震动可加速椎间盘退变进程，如汽车、拖拉机、坦克等专业驾驶人员经常在坐位承受颠簸，腰椎间盘在负荷大的状态下，长期遭受震荡的刺激，致使腰椎间盘内压持续升高。长期持续震动可累及椎间盘微循环，导致椎间盘缺血、氧分压和细胞活性明显降低，使其产生营养障碍，从而加速腰椎间盘退变进程，甚或发生腰椎间盘突出症。

（6）**妊娠**：妊娠期盆腔及下腰部组织明显充血，骨盆和下腰部各种结构（包括纤维环、后纵韧带等）相对松弛，致腰椎前倾，而腰部承受负荷比平时加重，以及内分泌激素的影响，使椎间盘损伤的机会明显增多。

（7）**吸烟**：吸烟影响腰椎间盘的血液供应，同时还影响椎间盘供应血管内溶质的转运，使营养物质不能进入椎间盘，而代谢产物又不能正常排出，故引起椎间盘退变。

2.**病理**　腰椎间盘纤维环及髓核组织含水 70% ~ 80%，这些组织突出后逐渐失去水分，因缺乏营养而萎缩。突出组织的萎缩变小，可减轻或缓解对神经根及硬膜囊的压迫刺激，从而达到临床"治愈"。在突出组织的表面，有血管包绕侵入，产生炎症反应，最终导致突出组织纤维化及钙化。纤维化和钙化可延及纤维环甚至椎间盘内部的髓核。钙化完全时，突出物可以变成骨性结节，纤维化及钙化同样可使突出物缩小，因而少有临床症状。在成人期，髓核仅占椎间盘的一小部分，即使一次突出髓核超过 1/2，也仅能使椎间隙缩小 1/8，因而 X 线片上不易看出。髓核急性突出时，椎间隙不一定狭窄，而是在突出后因纤维环继续变性，使椎间盘组织变扁，甚至仅有原椎间盘厚度的 1/4。

二、病理分型

1. 椎间盘膨隆型　在腰椎间盘退变基础上，纤维环内层断裂，而形成裂隙，纤维环松弛，弹性降低，椎间盘对称性膨出，超过椎体软骨边缘，称为边缘性椎间盘膨出；如果不对称膨出，则称为局限性膨出。腰椎间盘膨隆一般不压迫或刺激神经根，引起神经症状，但在下列情况下，可引起腰痛或腰腿痛：刺激存在于纤维环表层和后纵韧带的窦神经，产生腰背痛及（或）臀部疼痛；压迫硬膜囊，将神经根挤向外侧的侧隐窝内，引起腰腿痛；合并腰椎管狭窄症时，椎间盘膨出也可压迫硬膜囊和 / 或神经根，出现腰腿痛。

椎间盘膨隆一般可有以下 4 种转归：

（1）椎间盘膨隆多具有自限性，在不受外来因素的作用下可慢性退变发展，有呈长期膨隆状态。

（2）在某些因素（如外伤）的作用下，有些部分区域全层断裂，髓核自间隙中突出，或顶着未断裂的部分纤维环，形成椎间盘突出。

（3）受多种因素影响，椎间盘逐渐变薄，形成椎体间薄层的纤维组织，而椎间盘上下椎体缘致密硬化，发展成为椎间盘吸收综合征。

（4）由于外力冲击或压力过大，形成施莫尔结节（Schmorl nodules）。

2．椎间盘突出型　髓核被很薄的纤维环所约束，突出后纤维环破裂，髓核自行脱出，压迫神经，产生临床症状。此类型患者较多，病情变化也大，有腰背痛或根性下肢痛等。

3．椎间盘脱出型　髓核完全穿破断裂的纤维环。常见髓核甚至纤维环及其碎片向后方或后外侧脱出，仅有蒂与椎间盘相连。根据脱出的程度以及突出物与后纵韧带的关系分为后纵韧带下型与后纵韧带后型。髓核突出刺激或压迫神经根或马尾神经引起严重的症状，出现以腰部后凸为主的畸形，产生严重的腰腿痛。有的可引起马尾神经综合征。中央型腰椎间盘突出症大多属此类型。

4．椎间盘游离型　髓核突破后纵韧带在椎管内游离，

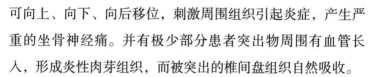

可向上、向下、向后移位，刺激周围组织引起炎症，产生严重的坐骨神经痛。并有极少部分患者突出物周围有血管长入，形成炎性肉芽组织，而被突出的椎间盘组织自然吸收。

5．施莫尔结节及经骨突出型 前者指髓核经上、下软骨板的发育性或后天性裂隙突入椎体松质骨内，后者指髓核沿椎体软骨终板和椎体之间的血管通道向前纵韧带方向突出，形成椎体前缘的游离骨块。此类型临床上一般无神经压迫症状。

三、临床表现

（一）症状

1．腰痛 腰痛是腰椎间盘突出症最常见的症状，也是早期的主要症状之一。95%患者发病时有此症状，以持续性腰背钝痛为多见，长期固定一个姿势时加重，经休息或平卧后可减轻，端坐、站立则加剧，一般情况下可忍受，腰部只能适度活动及慢步行走，主要是由于机械性压迫所致，一般发病缓慢，持续时间少则 2 ~ 3 周，长则可达数月或数年之久。有患者表现为腰痛急性发作，腰部痉挛性剧痛，不仅发病急骤突然，而且难以忍受，各种活动均受影响，非卧床休息不可，此类型主要是由于缺血性神经根炎所致，髓核突然突出压迫神经根，使根部血管严重受压而出现缺血、淤血、缺氧及水肿等一系列改变，并可持续数天至数周。

2. 坐骨神经痛 腰椎间盘突出症 95% 发生在腰 4～5 或腰 5～骶 1 椎间隙，故患者多有坐骨神经痛。坐骨神经痛多发生在腰痛之后或当时，也有 20% 左右发生在腰痛之前。坐骨神经痛多为逐渐发病。疼痛开始多为钝痛，并逐渐加重，呈放射性神经根性痛，多起自腰骶部、臀后部，逐渐下行放射，至大腿后外侧、小腿外侧、足跟部或足背部。少数病例可出现由下向上的放射痛。由于站立时疼痛加剧而坐位时疼痛减轻，患者为了减轻疼痛或减轻坐骨神经受压所承受的张力而取弯腰屈髋屈膝位。多数患者不能长距离步行，但骑自行车远行时则无明显疼痛，可能患者取此位置时，腰部的屈曲位可使神经根松弛，缓解疼痛。患者可因咳嗽、打喷嚏、大小便等引起腹压增高时，加重坐骨神经痛。

3. 腹股沟及大腿前内侧痛 高位腰椎间盘突出症时，因突出的腰椎间盘可压迫腰 2、腰 3、腰 4 神经根，故导致其支配区域的腹股沟及大腿前内侧疼痛。另还有一部分低位腰椎间盘突出，亦可引起腹股沟及大腿前内侧疼痛，这种疼痛多为牵涉痛。

4. 间歇性跛行 间歇性跛行的出现是因腰及下肢疼痛或麻木突然加重所致。当患者行走时，随行走距离增加，引起腰背疼痛或不适；当处于蹲位或卧床后，症状可逐渐消失。此症主要由于腰椎间盘压迫神经根，可造成神经根的充血、水肿等炎症反应和缺血。由于腰椎间盘突出症继发腰椎椎管狭窄，或原发性腰椎椎管狭窄，行走时椎管内受阻的椎静脉丛逐渐充血扩张，加重了对神经根的压迫，引起疼痛加重。

5．主观麻木感　患者病程较久后，常有主观的麻木感，大多局限于小腿、足背外侧、足跟和足底外侧，多与疼痛伴发，而单纯表现为麻木无疼痛者仅占5%，主要是由于脊神经根内的本体感觉和触觉纤维受刺激所致。

6．肌肉瘫痪　患者由于腰椎间盘突出压迫神经根，严重时可出现神经麻痹、肌肉瘫痪。较为多见的是腰4～5椎间盘突出，神经麻痹导致胫前肌、腓骨长肌、腓骨短肌、趾长伸肌等麻痹，表现为足下垂。

7．马尾综合征　中央型腰椎间盘突出症，当突出巨大时，可压迫突出平面以下的马尾神经。早期表现为严重的双侧或左右交替的坐骨神经痛，会阴部麻木，双下肢的不完全瘫痪如不能伸趾或足下垂，大小便功能障碍，排便、排尿无力，女性可有假性尿失禁，男性可出现功能性阳痿。

8．其他　近来有报道腰椎间盘突出症患者可出现尾骨痛、小腿水肿、患肢发凉等。

（二）体征

1．腰椎侧弯畸形　表现为腰椎生理曲度减小或消失，或有侧弯畸形。反侧凸的强直动作会加重下肢疼痛症状。多数患者向患侧侧凸，即身体向健侧弯曲（突出物位于神经根外侧），也有少数患者向健侧凸，即身体向患侧弯曲（突出物位于神经根内侧）。

2．压痛与放射痛　在后侧椎旁病变间隙有深压痛，压痛点多在病变间隙的棘突旁。疼痛可向同侧臀部和下肢沿着坐骨神经分布区域放射。或深压痛刺激了竖脊肌中受累神经的背根神经纤维产生感应痛。但也有部分患者只有腰背部压痛而无放射痛。

3．腰部活动受限　在腰椎间盘突出症发病后，腰椎各方向的活动度都会减低。在腰椎侧凸时，腰椎向凸侧侧弯受限。腰椎的前屈、后伸运动受到影响。急性期因保护性腰肌紧张，腰椎向各方向活动受限。慢性期主要以腰部前屈和向患侧侧屈受限较为明显，强制弯曲时放射痛加重。

4．直腿抬高试验及加强试验阳性　直腿抬高 30° 以下为强阳性，40°～50° 为中等阳性，60° 以上为弱阳性。直腿抬高试验阳性时，缓慢降低患肢高度，待疼痛消失，再被动背屈患肢踝关节以牵拉坐骨神经，如又出现反射痛，称为加强试验阳性。

5．屈颈试验阳性　头颈部被动前屈，使硬膜囊向头侧移动，牵张作用使神经根受压加剧而引起受累的神经痛者为阳性。

6. 股神经牵拉试验阳性 为上腰部椎间盘突出的阳性体征。患者俯卧，膝关节完全屈曲，足跟触及臀部，后伸髋关节，则腰 2 ~ 4 神经根张力增加，股神经受牵拉，患者感到腹股沟及大腿前方疼痛者为阳性。

7. 运动和感觉异常 坐骨神经受累时，腓肠肌张力减低，足踇伸肌肌力减弱；病程较久者，常有足背肌萎缩；股神经受累时，股四头肌肌力减弱，肌肉萎缩。皮肤感觉在初期为感觉过敏，以后为迟钝或消失，发生改变区域与受累神经根相关。

（三）辅助检查

1. X线检查 腰椎正侧位 X 线平片应作为常规检查，一方面 X 线平片上有一些征象是作为诊断的重要参考，另一方面可排除其他骨、关节病。X 线平片可见脊柱侧弯，生理曲度消失，椎间隙前后等宽，或前宽后窄，或椎间隙左右不等宽。部分患者可见某一或更多节段腰椎间隙前窄后宽。大多数患者伴有脊柱退行性改变。同时可排除骨病引起的腰骶神经痛，如骨结核、骨肿瘤等。

（1）顺列改变：腰椎生理性前凸消失，后突或侧弯等。

（2）间隙改变：椎间隙变窄，正位片上椎间隙双侧不等宽，侧位片上椎间隙前窄后宽。

（3）孤立的椎体后角或椎体侧方有骨赘。

（4）相邻的椎体上下缘密度增高或侧位片上有凹形压迹（施莫尔结节）。

2. CT检查 CT检查可显示椎间盘膨隆和突出，侧隐窝变窄，神经根受压和椎管局部容积。高分辨率的CT检查图像可清楚地显示椎间盘突出的部位、大小、形态和神经根、硬脊膜囊受压移位的现象；同时可显示椎板及黄韧带肥厚，小关节增生、肥大，椎管及侧隐窝狭窄等情况。在CT检查图像上，椎间盘突出表现为椎间盘后缘变形，硬膜外脂肪层消失，硬膜外间隙中的软组织密度影，硬脊膜囊变形，神经根鞘的压迫和移位，以及突出的髓核钙化。

3. MRI检查 可显示椎间盘髓核突出及其压迫硬膜囊或神经根等情况。正常椎间盘信号较为均匀一致，与相邻椎体有清楚的条带状低信号线包绕椎间盘。同时还可通过不同层面的矢状像及椎间盘的横切位缘，观察病变椎间盘突出形态及其与脊髓的关系，鉴别有无马尾肿瘤、椎管狭窄等其他疾病。MRI直接显示组织结构影像又较CT更为确切和具有真实感。

4. 肌电图检查 患者若存在脊神经根损害，肌电图检查可协助定位诊断和鉴别诊断。根据异常肌电图的分布范围可判定受损的神经根及其对肌肉的影响程度。通常腰4～5椎间盘突出，主要累及腓骨长肌和胫前肌；腰5～骶1椎间盘突出，主要累及腓肠肌内侧头和外侧头；腰3～4椎间盘突出累及肌肉较多，股四头肌可出现异常肌电位。

5. 脊髓造影　一般仅在临床不能定性或难于判断 1 处或 2 处突出的情况下应用。

四、诊断要点

1. 患者有无腰部外伤或有急、慢性腰部疼痛史或受寒湿侵袭病史。

2. 下腰部疼痛沿坐骨神经向下肢放射，或当行走、站立、咳嗽、打喷嚏、用力大便、负重劳累时疼痛加重，屈髋、屈膝卧床休息后疼痛缓解。有典型的直腿抬高疼痛加重的体征和足腿麻木区、膝与跟腱反射减弱及伸踝、伸踇趾无力等体征。

3. 坐骨神经痛常为单侧，也有双侧者，常交替出现，疼痛沿患肢大腿后面向下放射至小腿外侧、足跟部或足背外侧。

4. 通过各种辅助检查支持诊断，实验室检查无特殊发现，排除腰椎结核、强直性脊柱炎、脊髓与马尾肿瘤引起的腰腿痛。

五、鉴别诊断

1. 急性腰扭伤及小关节紊乱症　有明显外伤史，病程短，腰部疼痛剧烈，活动受限，腰肌痉挛，有固定压痛点及下肢牵扯痛，一般按压痛点时，无下肢坐骨神经放射性疼痛，无感觉和反射性改变。痛点进行局部封闭后，疼痛明显减轻或消失，CT 检查无腰椎间盘突出。

2. 腰椎结核 也可产生腰痛和坐骨神经痛，有时难以鉴别。结核病一般病程长，常伴有全身症状，如午后低热、盗汗、消瘦、乏力、血沉加快，腰部强直，下腹部有时可触及冷性脓肿等。X 线摄片可见椎间隙变窄，椎体边缘模糊不清，有骨质破坏、寒性脓肿等。

3. 马尾神经肿瘤 发病较慢但持续加重，腰腿痛呈持续性，无间隙性缓解，白天稍活动可减轻，夜间卧床时疼痛加剧。脊柱不侧凸，无下腰椎活动受限。脑脊液检查总蛋白增高。脊髓造影可见倒杯状阴影，有占位性病变，并可明确病变部位。

4. 腰椎椎管狭窄症 本病多表现为神经根受压症状，出现神经性间歇性跛行，行走或站立时症状加重，下蹲或卧床休息后症状可明显减轻或消失。直腿抬高多不受限。无知觉改变。X 线平片可见椎板间隙减小，关节突肥大而靠近中线，椎管的矢状径和冠状径缩短等。CT、椎管造影检查可明确诊断。本病多因黄韧带肥厚和中央型腰椎间盘突出压迫硬囊膜引起，多见于中老年人。

5. 脊柱肿瘤 分为良性与恶性 2 种，临床表现因肿瘤所在部位及性质而异。肿瘤多持续破坏骨质，出现进行性马尾神经和神经根受压症状，腰痛和坐骨神经痛呈进行性加重，患者身体日渐消瘦。属恶性肿瘤者其疼痛严重。X线片显示骨质破坏和病理性骨折。

6. 神经根管狭窄症　此病多患有真性坐骨神经痛。X线侧位片可显示有椎间隙严重狭窄及椎体滑动，CT检查更能明确诊断。如患者腰椎间盘手术后还有坐骨神经痛，应怀疑此病。

7. 强直性脊柱炎　病变为进行性，早期腰痛伴坐骨神经痛，开始在骶髂关节发病，病变逐步向上发展，血沉加快。晚期椎体呈竹节样变，关节融合，血沉增快。

8. 梨状肌综合征　多有外伤史，以臀腿痛为主要表现。体检时，在病侧可摸到紧张的梨状肌，压痛点位于臀部外侧，即尾骨的中点与大粗隆连线的中点，压痛明显。梨状肌紧张试验：嘱患者仰卧，将患侧大腿尽量内收，小腿内旋则痛；用长针头局部封闭压痛点，疼痛可立即消失。

六、常规治疗

（一）针刺疗法

在临床上，针刺治疗腰椎间盘突出症可缓解和消除疼痛，并能促进神经根水肿和炎症的吸收，是目前中医综合治疗中一种重要的辅助疗法。但单纯用针刺疗法治疗本病，也难以达到满意的效果，特别是对有明显神经根和脊髓压迫症状的患者，必须及时配合推拿等方法综合治疗。

1. 毫针刺法

（1）中央型腰椎间盘突出

主穴：腰俞、肾俞、膀胱俞、白环俞、昆仑、承山、殷门、委中、环跳。

配穴：昆仑、秩边、承山、关元俞、阿是穴、腰阳关。

（2）腰3～4椎间盘侧突型

主穴：腰俞、肾俞、大肠俞、白环俞、承扶、委中、环跳、足三里、阳陵泉。

配穴：悬钟、秩边、丘墟、条口、阿是穴、腰阳关、足临泣。

（3）腰4～5椎间盘侧突型

主穴：腰俞、肾俞、中膂俞、白环俞、风市、委中、环跳、阳陵泉。

配穴：悬钟、中渎、商丘、外丘、丘墟、腰阳关、膝阳关、三阴交、足临泣。

（4）腰5～骶1椎间盘侧突型

主穴：腰俞、肾俞、关元俞、气海俞、委中、环跳、阳陵泉。

配穴：悬钟、承山、承扶、丘墟、昆仑、风市、殷门、腰阳关。

操作：一般除急性损伤外，肾俞使用补法。其余穴位可用强刺激或中等刺激，使针感向远端放射。其中，肾俞为直刺并微斜向椎体，深 1 ～ 1.5 寸。委中穴直刺 0.5 寸，使针感向足底放射。环跳穴直刺，针尖向外生殖器方向，深 2 ～ 3.5 寸，使局部酸胀并向下肢放射。督脉穴针刺，以气至为度。急性期每日 1 次，症状好转后可隔日针刺 1 次。

2. 耳针

取穴：膝、臀、坐骨、骶椎、腰椎。

操作：每次选 2 ～ 3 穴，对穴位处进行常规消毒后进行针刺，一般用中等或强刺激捻转数秒钟后，留针 20 ～ 30 分钟，留针期间每隔 5 ～ 10 分钟捻转 1 次，每日或隔日治疗 2 次。也可用埋针法埋针 3 ～ 7 天，起针后要严格消毒。

（二）灸法

1. 艾条温和灸

取穴：同上述毫针刺法中各型取穴。

操作法：对所选穴位进行艾条灸，每次选 3 ～ 5 个穴位，每穴每次艾条悬起灸 10 ～ 15 分钟，或实按灸 7 ～ 10 次。每日或隔日 1 次,10 次为 1 个疗程，间隔 2 ～ 3 日行第 2 个疗程。

2. 热敏灸　热敏灸疗法是采用艾条悬灸的方法，可分为单点温和灸、双点温和灸、三点温和灸、接力温和灸、循经往返灸。

治疗处方：高发热敏穴位区域。对穴位热敏高发部位如腰俞、至阳、命门、关元俞、腰部压痛点、委中、承扶、昆仑、阳陵泉等穴区进行穴位热敏探查，并标记热敏穴位。

操作：①腰俞、命门、至阳穴用循经往返灸和接力温和灸，振奋督脉阳气，可觉热感沿腰骶部督脉传导，灸至热敏灸感消失。②腰部压痛点：单点温和灸，自觉热感透向深部甚至腹腔，或向四周扩散，或自觉局部有紧、压、酸、胀、痛感，或向下肢传导，灸至热敏灸感消失。③关元俞穴患侧单点温和灸，自觉热感透向深部并向四周扩散，或有紧、压、酸、胀、痛感，或热感沿下肢传导，部分感传可直接到达脚跟部，如感传仍不能传至脚跟部，再取1支点燃的艾条分别放置于承扶、委中、阳陵泉、昆仑及关元俞进行温和灸，依次接力使感传到达脚跟部，最后将2支艾条分别固定于昆仑及关元俞进行温和灸，灸至热敏灸感消失。

疗程：每次选取上述1～2组穴位，每天1次，10次为1个疗程，2个疗程之间休息2～3天，共1～2个疗程。

（三）刺络拔罐法

主穴：腰部相应病变腰椎夹脊穴、委中、阿是穴、环跳、秩边、阳陵泉。

配穴： 病变在足少阳经者，加风市、足临泣；在足太阳经者，加承扶、昆仑。

操作： 患者应取侧卧位，患侧在上，选定穴位，对穴位处进行常规消毒后，取 3 寸毫针针刺环跳、秩边、委中，快速进针后，提插捻转，针感以放电感达到四肢末端为度，不留针。腰椎夹脊穴用 1.5 寸毫针，深刺 1 ~ 1.2 寸，视肌肉厚度而定，针尖向脊柱方向斜刺，并使针感向下肢放射；余穴用 1.5 寸毫针，得气后施以平补平泻法，留针 30 分钟。起针后，选定相应病变腰椎夹脊穴或阿是穴，每次 1 穴，常规消毒后，用三棱针点刺出血，后用口径适合的火罐在其上拔罐，留罐 5 分钟，或以罐内出血停止为度，拔罐后用消毒干棉球擦拭干净。针刺每天 1 次，10 次为 1 个疗程，间隔 3 天，继续下 1 个疗程；刺络拔罐每日或隔日 1 次，3 ~ 5 次为 1 个疗程。

（四）电针疗法

主穴： 腰夹脊穴、环跳或秩边。

配穴： 阳陵泉、承山。

操作： 根据椎间盘突出的位置，对穴位区域进行常规消毒后，根据疼痛放射的部位选上下两穴，要求针感向下传导，与疼痛部位相符最好。连接 G-6805 型治疗仪，刺激强度以患者能耐受为度。留针 20 分钟，一般使用疏密波，如疼痛症状明显时，也可使用密波，调节电流量时应从小到大，注意观察患者耐受情况，不可突然加强，以免发生意外。腰部穴位电流输出量宜小，每日治疗 1 次，每次 20 分钟，7 次为 1 个疗程。

（五）推拿治疗

推拿为治疗腰椎间盘突出症的常用方法，可配合针灸、理疗等以加强疗效，用推、按、点、揉、拿等法，促进气血运行，从而使萎缩的肌肉及麻痹的神经逐渐恢复正常功能。

1. 患者取俯卧位，在患侧腰背部及下肢用轻柔的擦或指、掌揉按，以腰部为重点。再用拇指或肘后部由上而下酌情均匀地点压命门、腰阳关、环跳、殷门、脾俞、胃俞、昆仑、委中、太溪、承扶。然后双手重叠逐渐用力，沿患者督脉由大椎向下以掌按压至骶尾部，反复数次，促使患侧气血循行加快，有利于加速突出的髓核中水分的吸收，减轻其对神经根的压迫，使紧张、痉挛的肌肉得到缓解而放松。

2. 患者取仰卧位，给患者做屈膝屈髋和直腿抬高动作反复数次。屈膝屈髋法：医生用两手分别扶握患者的双膝和双髋部，尽量使患者屈膝屈髋，然后缓慢地摇动患者双下肢以带动患者腰部旋转，先按顺时针方向，再按逆时针方向，各转动 3 ~ 5 圈。

3. 患者取侧卧位，用腰部斜扳法治疗，左右各 1 次。

先扳患侧，再扳健侧，以调整后关节紊乱，相对扩大神经根管和椎间孔。由于腰椎及其椎间盘产生旋转扭力，从而改变突出物与神经根的位置。反复多次进行，可逐渐松解突出物与神经根的粘连。

4．患者取坐位，多采用旋转扳法（即旋转复位法）。

（六）其他疗法

1．牵引疗法 牵引可减轻椎间盘内压，迫使凸起变平，拉紧黄韧带及关节囊，扩大椎管容量。牵引方法较多，大致可分为骨盆持续牵引和机械牵引。可根据患者具体情况采用骨盆牵引（或加胸部对抗）或机械性牵引床牵引。

（1）骨盆持续牵引：骨盆牵引使用骨盆牵引带牵引，重量一般为 5 ~ 10kg，牵引重量以不超过体重为好，每日早晚各 1 次，每次 1 小时，3 周为 1 个疗程。根据需要可连续进行 2 ~ 3 个疗程，每 2 个疗程之间需间隔 1 周左右。骨盆牵引加胸部对抗的牵引，是为了增加牵引力度，在施行牵引的前 10 分钟内逐渐将重量加大，以患者能耐受为度，可连续牵引 3 周，但此法若在 2 周内无效，则不宜继续使用。

（2）快速机械牵引：由于牵引器械的种类较多，使用方法有异，可根据牵引器械的不同来使用。其主要作用是对胸部和下肢做突然的反方向牵引，造成椎间盘内瞬间负压，将凸起间盘吸回或拉平。

2．局部封闭疗法

（1）椎旁神经根封闭

1）要先做普鲁卡因皮试，呈阴性者方可施术。

2）嘱患者俯卧，根据患者椎旁压痛点及临床表现的神经根症状选择穿刺部位。

3）先进行常规消毒，取 20 ~ 22 号长针头垂直穿刺，使患者获触电感后（与平时疼痛的放射区相符），回抽无血即可注射药物。

4）注射药物为 0.5% ~ 1% 普鲁卡因 10 ~ 15ml，地塞米松 5mg 或泼尼松龙 25mg，维生素 B_1 100mg，维生素 B_{12} 250μg。

5）抽出针头，用无菌纱布覆盖针孔。

（2）骶管内注药

药物： 2% 普鲁卡因或 2% 利多卡因 5ml，泼尼松龙 25 ~ 50mg，维生素 B_1 100mg，维生素 B_{12} 250μg，将上述药物用生理盐水稀释成 20 ~ 30ml 为 1 次注射量。

操作： 患者取俯卧位，下腰部略垫高，常规消毒。用手仔细摸清骶管裂孔位置，用 30ml 注射器抽取药液，用 7 ~ 9 号针头与皮肤成 45° 角行骶管穿刺。当针尖通过骶韧带时，即有"突破""落空"的感觉，使针尖与皮肤成 15 ~ 30° 角推进少许，回抽无血及脑脊液，再注射 4 ~ 5ml 药液，注射

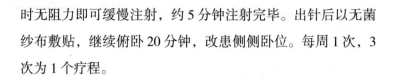

时无阻力即可缓慢注射，约 5 分钟注射完毕。出针后以无菌纱布敷贴，继续俯卧 20 分钟，改患侧侧卧位。每周 1 次，3 次为 1 个疗程。

七、辨证论治

（一）瘀血阻络

主症：该证型临床最为常见，多有腰部外伤史，或腰腿痛经久不愈，疼痛如刺，痛有定处，连及腰骶和下肢，难以俯仰，旋转受限，日轻夜重，腰部板硬，痛处拒按。舌质黯紫，或有瘀点，脉弦紧或涩。

1．针灸疗法

取穴：腰部阿是穴、委中、环跳、膈俞、阳陵泉。

操作：对穴位处进行常规消毒后，针刺阿是穴，可先在其正中刺 1 针，针尖略斜向脊柱，得气后行捻转泻法，然后在其上下各刺 1 针，针尖朝向第 1 针，得气后两针同时捻转，使针感向下肢传导。膈俞用刺络拔罐法，委中用三棱针点刺出血，所出之血，由黯红变鲜红为止。环跳、阳陵泉直刺行捻转泻法。阿是穴与阳陵泉连接电针治疗仪，选择疏密波，强度以患者能忍受为度，持续 30 分钟。

2．中药内治

治则：活血化瘀，通络止痛。

方药：身痛逐瘀汤加减。

处方：当归 15g，川芎 12g，秦艽 15g，红花 15g，桃仁 12g，香附 12g，牛膝 12g，羌活 12g，五灵脂 9g，地龙 9g，没药 9g，甘草 6g。

处方加减：①腰痛明显者，加荆三棱 12g，乳香 10g。②瘀血明显者，加丹参 12g，田三七 6g（冲服）。

3．中成药
腰息痛胶囊：有舒筋活络、祛瘀止痛的作用。用于强直性脊柱炎、骨性关节炎和脊柱关节炎、脊柱痛性综合征、腰椎炎、腰肌劳损、坐骨神经痛。口服，每次 2 粒，温开水服用，每日 3 次，饭后服用，20 天为 1 个疗程。单纯发热者不宜使用；胃肠不舒者慎用。

4．中药外治
药物外治法治疗本病虽为一种辅助疗法，但药物直接用于伤痛之处，有活血通络、驱除外邪、消肿止痛之功，不失为一种有效方法。针对本病，药物外治主要有敷贴、熏洗等法。

敷贴法：腰痛散（《穴位贴药疗法》），具有祛风除湿、温经通络的功效。

处方：附子、干姜、肉桂、吴茱萸、川芎、羌活、苍术、独活、土鳖虫、全蝎、威灵仙各 10g，红花 15g，冰片

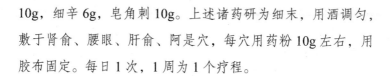

10g，细辛 6g，皂角刺 10g。上述诸药研为细末，用酒调匀，敷于肾俞、腰眼、肝俞、阿是穴，每穴用药粉 10g 左右，用胶布固定。每日 1 次，1 周为 1 个疗程。

（二）寒湿痹阻

主症：初起腰背及腿部沉重冷痛，后疼痛剧烈，屈伸不利，腰背寒凉，喜暖畏寒，行动迟缓，遇阴雨、寒冷天气疼痛加重，腰部辗转不利，并逐渐加重，腰腿沉重、麻木，有椎旁压痛或放射痛，得温疼痛则减，虽静卧、休息，疼痛也难明显减轻，甚或加重，其病史一般较长，且逐渐加重。舌质淡，苔白腻，脉沉迟、沉缓或濡缓。偏于寒者，痛处剧烈，筋脉拘急；偏于湿者，身重，肌肤不仁；寒湿郁久，可化为湿热，则兼见痛处觉热，遇热、遇湿则疼痛加重，活动后或可减轻。

1．针灸疗法

取穴：腰部阿是穴、次髎、环跳、肾俞、跗阳、阳陵泉、阴陵泉。

操作法：对穴位处进行常规消毒后，针刺阿是穴，可先在其正中刺 1 针，针尖略斜向脊柱，得气后行捻转泻法，然后在其上下各刺 1 针，针尖朝向第 1 针，得气后两针同时捻转，使针感向下肢传导。肾俞直刺用平补平泻手法，加用灸法。其他诸穴均用捻转泻法。

2．中药内治

治则：温经益肾，祛寒除湿。

方药：独活寄生汤加减。

处方：独活 12g，川芎 12g，桑寄生 15g，羌活 12g，防风 12g，细辛 6g，炒杜仲 12g，川牛膝 15g，桂枝 10g，党参 15g，熟地 15g，茯苓 12g，青风藤 12g，海风藤 12g，炙甘草 6g。

处方加减：①若病久兼有血瘀较重者，去细辛、桂枝，加桃仁 12g，红花 12g，乳香 10g，没药 10g；或酌加通络之品，如地龙 10g，鸡血藤 12g。②若湿邪偏重，闭阻经络者，宜加白术 12g，苍术 12g，薏苡仁 15g，宣木瓜 12g，当归 12g，海桐皮 12g。③寒邪偏重，阻闭经络者，宜加制川乌 7g（先煎），黄芪 15g，宣木瓜 12g，干姜 3g。④若寒湿郁久化热，湿热壅闭者，宜加苍术 12g，黄柏 12g，知母 12g，木瓜 12g，易熟地为生地 12g。⑤若瘀血较甚者，则加穿山甲 12g（先煎），地鳖虫 10g，全蝎 10g，乌梢蛇 8g，白花蛇 10g。⑥若气虚乏力，动则气喘者，加黄芪 15g，枸杞子 12g，炒白术 12g。

3．中成药　大活络丸：有舒筋活络、祛风止痛的作用。用于足痿痹痛，筋脉拘急，腰腿疼痛等症。口服，每次

1 丸，温黄酒或温开水送服，每日 1 ~ 2 次。孕妇忌用。中风晚期患者禁用。

4．中药外治（熏洗法）

处方： 防风 100g，荆芥 100g，独活 100g，羌活 100g，秦艽 60g，苏叶 50g，干姜 100g，麻黄 40g，细辛 30g，苍术 100g，苍耳子 50g，川芎 50g，伸筋草 40g，石菖蒲 500g，白芷 40g，葱白 300g。以上诸药均放锅中煮沸 15 分钟以后，让温度保持在 50 ~ 55℃ 之间，熏洗腰臀部，每次 30 ~ 50 分钟，以大汗淋漓为度。

本方祛风除湿散寒，温经活血止痛，主要用于寒湿内侵者。

（三）跌仆闪挫，瘀滞腰脊

主症： 该证型临床最为多见，腰部跌仆闪挫日久未愈，瘀血阻滞经络。发病时腰痛急剧，疼痛难忍，痛如针刺，屈伸困难，不能左右转侧，活动受限，轻则扶腰跛行，重则无法活动，腰部有压痛，压迫时疼痛向下肢放射，打喷嚏或咳嗽时疼痛加重，十分痛苦。舌质淡紫，脉弦紧或沉涩。

1．针灸疗法

取穴： 腰阳关、环跳、膈俞、肾俞、大肠俞、命门、气海、血海、阳陵泉、十七椎、足三里。

加减：①下肢放射痛、腿痛者，加承扶、殷门、委中、梁丘、悬钟。②腰痛明显者，腰部穴位用温针法。

2．中药内治

治则：舒筋壮腰，活血祛瘀。

方药：血府逐瘀汤加减。

处方：桃仁12g，川芎12g，红花12g，当归12g，生地15g，熟地15g，炒杜仲12g，川牛膝15g，白芍12g，赤芍15g，桔梗12g，柴胡12g，青风藤12g，海风藤12g，威灵仙12g，姜黄12g，郁金12g。

处方加减：①腹痛便秘者，加熟大黄12g（后下），冬瓜仁12g。②瘀血明显者，加丹参12g，荆三棱12g。

（四）肾虚精亏，筋骨失养

主症：腰背腿疼痛，腿膝酸软无力，劳累更甚，反复发作，喜揉喜按，卧则减轻，懒言少语，腰腿发凉，倦怠乏力，心烦失眠，或伴有耳鸣、耳聋，动作迟缓。舌淡苔少，脉弦细数。

1．针灸疗法

（1）肾虚精亏型

取穴：腰阳关、肾俞、大肠俞、三焦俞、命门、气海、血海、悬钟。

　　加减： ①腰痛明显者，加秩边、腰眼、腰俞。②骶髂疼痛加精灵、威灵。

　　（2）肾阴虚型

　　取穴： 腰阳关、肾俞、大肠俞、腰俞、膈俞、命门、太溪、阴谷。

　　加减： ①腰痛明显者，加委中、内关、三阴交、阳陵泉。②下肢疼痛者，加风市、殷门、承扶。

　　（3）肾阳不足型

　　取穴： 腰阳关、肾俞、大肠俞、三焦俞、足三里、命门、太溪、阴谷、悬钟、阳陵泉。

　　加减： ①阳虚乏力者，加膏肓、大椎、然谷、脾俞。②面黄肢冷者，加内关、合谷、昆仑、复溜。③阳痿者，加关元、中极、三阴交。

2. 中药内治

　　治则： 温肾益精，强筋壮骨。

　　（1）肾虚精亏型

　　方药： 当归地黄饮加减。

　　处方： 酒熟地15g，炒山药12g，山萸肉12g，川牛膝15g，炒杜仲12g，鹿角胶12g（烊化），龟甲胶12g（烊化），枸杞子12g，茯苓12g，丹皮12g，菟丝子12g，女贞子12g，黄精 12g，炙甘草 6g。

处方加减：腰痛明显者加独活 12g，桑寄生 12g，青风藤 12g，徐长卿 10g，威灵仙 12g。

（2）肾阴虚型（应滋阴补肾，填髓养骨）

方药：左归饮加减。

处方：全当归 12g，酒熟地 15g，炒山药 12g，川牛膝 15g，炒杜仲 12g，丹参 15g，仙灵脾 12g，狗脊 12g，山萸肉 12g，鹿角胶 12g（烊化），炙甘草 6g。

处方加减：①阴虚有热或潮热者，加地骨皮 12g，桑寄生 12g。②口干渴者，加天花粉 12g，葛根 12g，麦冬 12g。

（3）肾阳不足型（应温补肾阳，填精壮腰）

方药：右归丸加减。

处方：全当归 12g，酒熟地 15g，炒山药 12g，川牛膝 15g，炒杜仲 12g，枸杞子 15g，菟丝子 12g，山萸肉 12g，肉桂 10g，川乌 8g（先煎），鹿角胶 12g（烊化），仙灵脾 12g。

处方加减：腰痛明显者加续断 12g，狗脊 12g，延胡索 12g；四肢发凉加黄芪 15g，细辛 3g，桑枝 12g。

八、注意要点

1. 在治疗前要排除腰椎骨质病变。在使用各种灸法时，应注意孕妇不宜在腰骶部施灸。

2．耳针治疗腰椎间盘突出症，即时止痛效果较好，但因刺激过强，应防止晕针现象出现，严格遵守消毒规程，防止耳廓皮肤感染和软骨膜炎的出现，耳部有显著皮肤病者不宜针刺。

3．推拿结束后，一定要让患者仰卧位卧床休息 15 分钟以后方可离开诊所。孕妇及年老体弱者，不宜用重手法及封闭疗法。

4．早期宜卧硬板床休息，可用护腰固定。

5．注意保暖，防止受凉，节制房事，禁止扭腰活动。待症状缓解后进行功能锻炼，应循序渐进。

6．中央型腰椎间盘突出症患者，慎用推拿；若属轻型可做推拿治疗，但禁止做腰椎扳法。

7．长期用针灸、推拿等保守治疗无效者及病情严重者，应考虑手术治疗。

九、预防与保健

腰椎间盘突出症的预防主要应从调养肾气和防止外邪及劳损两方面着手。早期诊断、早期治疗无论对于提高临床疗效，还是改善预后都是非常重要的，病程越短，疗效越好。腰椎间盘突出症临床治愈后应从生活起居、防御外邪、劳动保护、运动锻炼、药物防治等多方位进行调理和预防。

1．避免久坐。坐位时腰椎间盘的压力是站位时的 10 倍左右，运动时压力更高，但长时间高压更容易导致椎间盘的纤维环松弛、破裂致突出。

2．加强腰背部肌肉锻炼。强有力的腰背肌肉能有效分担椎间盘的压力，减缓退变。锻炼方法有卧床五点式、三点式与一点式支撑法，倒走也是一种适合中老年患者的腰背肌肉锻炼方法。

3．科学用腰。取低处重物时避免直接弯腰，应采用屈曲髋关节的姿势，减少腰部应力。

4．腰部注意保暖，避免受凉。受凉以后腰部毛细血管收缩，加重神经缺血、缺氧，引起症状加重。相反，局部热疗可以扩张腰部毛细血管，改善症状。

5．腰椎病患者休息时宜睡硬板床，减轻腰部肌肉张力。

十、病案例举

病案一

宋某，女，42 岁，汽车司机。初诊日期： 2002 年 3 月 21 日。

主诉： 腰脊痛伴右侧臀部及腿部疼痛 1 个月。

现病史： 患者腰脊痛伴右侧臀部及腿部疼痛 1 个月，现逐渐加重，活动受限，劳累后疼痛更甚，无外伤史。

检查： 腰脊（腰 3 ~ 骶 1 棘突下）及双腰大肌外均有压

痛，右侧臀部及腿部亦有压痛。右侧直腿抬高试验（＋）。舌质淡红，苔薄白，根部稍厚，脉细弦。

CT检查示：腰4～5椎间盘突出，腰5～骶1椎间盘向右突出。

西医诊断：腰椎间盘突出症。

中医诊断：痹病、腰腿痛，证属肾督虚亏，寒湿痹阻。

治则：益肾温督，散寒祛湿，舒经通络。

治疗

1. 针刺疗法

主穴：腰2～5夹脊穴为主。

配穴：患侧环跳、委中、承山、风市、阳陵泉、阴陵泉、太溪、昆仑、三阴交、悬钟等穴。

操作：对穴位区域进行常规消毒后，针刺棘突旁开1寸的腰夹脊穴，针尖向脊椎椎体方向斜刺2～2.5寸，针体与皮肤成75°角进针，以患者述下肢有放射麻木感或胀感为度。环跳进针3寸左右，进针后均施提插、捻转补泻手法，使针感传至足心。余穴均以常规进针深度，各穴均施提插、捻转补泻手法，待得气后留针30分钟。治疗以充分发挥舒经理气、通络止痛的作用。

2. 夹脊穴加艾盒灸　每天1次，留针30分钟，同时配合热磁电治疗仪治疗，将促导隔热磁疗辅垫浸泡药液后，放在腰部相关部（穴）位上，每次20分钟。

3．中药内治

方药： 独活寄生汤加减。

处方： 独活 12g，羌活 10g，桑寄生 12g，川牛膝 15g，炒杜仲 12g，续断 12g，菟丝子 12g，全当归 12g，络石藤 12g，徐长卿 12g，乳香 6g，没药 6g，防己 10g，秦艽 10g，伸筋草 12g，威灵仙 12g，甘草 9g。10 剂。每日 1 剂，水煎服，早晚各 1 次。

针药并用治疗 1 周后，患者自觉腰腿痛明显减轻，腰腿部活动功能明显改善。治疗 2 周后，自觉症状基本消失，腰腿部未见压痛点，活动正常。继续巩固治疗 2 周后，患者恢复正常，可上班工作，半年后随访未见复发。

病案二

邹某，男，42 岁，手扶拖拉机司机。初诊日期：2003 年 3 月 26 日。

主诉： 腰腿痛 2 年多，加重 2 个多月。

现病史： 患者在 2 年多前因劳累及感受风寒后出现腰痛，曾到某医院就诊，CT 示腰椎间盘突出，多次间断接受按摩、针灸、理疗等方法治疗，病情不稳定，受气候、工作劳累等因素影响，时轻时重。近 2 个月症状逐渐加重，行走困难，活动受限，劳累后疼痛更甚。刻下症：腰腿疼痛，腰部活动困难，伴左下肢膝关节疼痛。舌质黯淡，苔薄白，脉弦。

检查：MRI、CT 检查：腰 4 ～ 5 椎间盘突出。

西医诊断：腰椎间盘突出症。

中医诊断：痹病、腰腿痛，证属肝肾亏虚。

治则：填精益髓，舒经活络止痛。

治疗

1．针灸疗法

主穴：阿是穴、委中、秩边、环跳、阳陵泉、相应病变腰椎夹脊穴。

配穴：如病变在足太阳经者，加承扶、昆仑；在足少阳者，加足临泣、风市。

操作：嘱患者侧卧位，患侧在上，选定穴位，对穴位处进行常规消毒后，取 3 寸毫针，针刺委中、环跳、秩边，快速进针后，提插捻转，针感以患者感觉放电感达到四肢末端为度，不留针。腰椎夹脊穴用 1.5 寸毫针，深刺 1 寸，可视患者肌肉厚度而定，针尖向脊柱斜刺，并使针感向下肢放射；余穴用 1.5 寸毫针，得气后施以平补平泻法，留针 30 分钟。起针后，选定相应病变腰椎夹脊穴或阿是穴，每次 1 穴，对穴位处进行常规消毒后，用三棱针点刺出血，后用口径适合的火罐在其上拔罐，留罐时间为 5 分钟，或以罐内出血停止为度，拔罐后用消毒干棉球擦拭干净。针刺每天 1 次，10 次为 1 个疗程，中间休息 3 天，再继续下 1 个疗程；刺络拔罐每日或隔日 1 次，3 ～ 5 次为 1 个疗程。

2．中药内治

方药：独活寄生汤加减。

处方：独活 12g，羌活 10g，桑寄生 12g，川牛膝 15g，炒杜仲 12g，续断 12g，菟丝子 12g，全当归 12g，延胡索 10g，川芎 12g，乳香 6g，没药 6g，防己 10g，秦艽 10g，伸筋草 12g，威灵仙 12g，甘草 9g。10 剂。每日 1 剂，水煎服，早晚各 1 次。

3．推拿辅助治疗

经过 2 个疗程的治疗，患者自觉腰腿疼痛减轻，但站立过久时双下肢仍有僵硬感。患者病情基本稳定，针刺方法同前不变，中药继服前方 10 剂。治疗 4 个疗程后，患者腰腿疼痛基本消失，能独自行走较长距离，腰腿局部检查见压痛不明显，膝关节活动大体正常，症状与体征基本消失。继续巩固治疗 1 个疗程，随访半年未发。

病案三

曹某，男，35 岁，煤矿工人。初诊日期：2004 年 11 月 26 日。

主诉：腰部疼痛 3 个月。

现病史：患者 3 个月前，在井下作业被运煤矿车撞倒跌伤，当时腰部疼痛难忍，无法行走。自此以后两腿不能活动，小便不能自控，在当地卫生院治疗未见好转而来我院住院治疗。

检查：患者神志清楚，痛苦面容，腰部两侧不对称，右侧突起，不能俯卧，腰 3～5 压痛明显，两侧背脊肌压痛，以右侧为重，双下肢屈曲受限，可伸展，感觉存在，膝腱反射减弱，余未见异常。舌苔薄白，脉细数。

X 线检查示：腰椎正侧位片，腰 1～3 向右侧弯，其他椎体及间隙均未见异常。

西医诊断：腰椎间盘突出症。

中医诊断：腰腿痛，证属经筋受损，瘀血滞留。

治则：活血祛瘀，通络止痛。

治疗

1．针灸疗法

取穴：肾俞、脾俞、胆俞、胃俞、关元俞；气海、血海、阳陵泉、三阴交。

操作：对穴位处进行常规消毒后，用平补平泻法，留针20 分钟。两组穴位轮换交替使用，每日针 2 次。

2．中药内治

方药：身痛逐瘀汤加减。

处方：当归 15g，川芎 12g，秦艽 15g，红花 12g，桃仁12g，香附 12g，牛膝 12g，羌活 12g，五灵脂 9g，地龙 9g，没药 9g，甘草 6g。每日 1 剂，水煎服，早晚各 1 次。10 剂为 1 个疗程。

　　针药并用治疗 2 个疗程后，患者腰腿痛减轻，能俯卧和行走几步。针刺穴位不变，中药续用前方加丹参 12g、续断 12g。治疗 4 个疗程后，患者诸症消失，并能慢步独行 1 000 余米路程，临床告愈。3 个月后随访，患者完全恢复正常。

病案四

　　乔某，男，45 岁，工人。初诊日期：2005 年 10 月 22 日。

　　主诉：右侧腰痛 10 天。

　　现病史：患者 10 多天前无明显诱因出现右侧腰痛，2 天后右侧臀部及下肢后侧也出现疼痛，服用止痛药后疼痛一直不减。

　　检查：患者腰部右侧突出高起，不能俯卧，右侧肾俞穴及臀部有明显深压痛，活动时腿部疼痛加剧，疼痛以刺痛为主，痛点固定，右侧直腿抬高试验（＋）。舌质紫黯，有瘀斑，脉弦紧。

　　腰部 CT 扫描示：腰 3 ～ 5 椎间盘突出。其他椎体及间隙均未见异常。

　　西医诊断：腰椎间盘突出症。

　　中医诊断：腰腿痛，证属经筋受损，瘀血滞留。

　　治则：活血通络，祛瘀止痛。

　　治疗

　　1. 针灸疗法

　　主穴：肾俞、环跳。

配穴： 承扶、委中、承山、殷门、昆仑。

操作： 对穴位处进行常规消毒后，采用 2 寸毫针针刺右侧肾俞穴，用 3 寸毫针针刺右侧环跳，让患者产生触电样感传到小腿，配以承扶、委中、承山、殷门、昆仑等穴，并在委中、昆仑两穴加用电针，使患者有发热感，留针 30 分钟。

2. 中药离子导入疗法

药液制备： 生草乌 15g、桂枝 15g、细辛 12g、乳香 15g、没药 15g、红花 12g、桃仁 15g、伸筋草 20g、透骨草 20g、桑寄生 20g、威灵仙 20g、牛膝 20g、木瓜 20g、鸡血藤 20g、地龙 20g。加水 1 000ml，浸泡 4 小时煎至 500ml，将药液倒出，加入陈醋 500ml，装瓶备用，用时加温至 45℃。

操作： 用推按运经仪治疗，每次根据病情选 2 ~ 4 个 8cm×6cm 大小的药垫，放入加温的药液中浸泡后，稍拧干，分别放置在腰部痛点，或阿是穴处，将 2 ~ 4 个电极分别放在药垫内，选择中频脉冲电流，调整电流强度至患者能耐受为度，每次 30 分钟，每日 1 次，10 次为 1 个疗程，一般治疗 3 ~ 5 个疗程，每 2 个疗程之间间隔 3 ~ 6 天。

3. 中药内治

治则： 活血化瘀，通络止痛。

方药： 血府逐瘀汤加减。

处方： 红花 12g，桃仁 12g，当归 15g，川芎 12g，生地 15g，熟地 15g，川牛膝 12g，赤芍 12g，白芍 12g，炒杜仲

12g，没药 12g，丹参 15g，桑枝 12g，徐长卿 10g，威灵仙 12g，甘草 6g。水煎服，早晚各 1 次。10 剂为 1 个疗程。

治疗 2 个疗程后，患者疼痛有所减轻，腰腿部活动功能也有所好转。继续用上述方法治疗 2 个疗程后，患者症状及主要体征完全消失，功能恢复正常，达到临床治愈。

第七章

膝关节骨性关节炎

膝关节骨性关节炎，又称为膝关节增生性关节炎、退行性关节炎及骨性关节病等，在临床上是一种常见多发的慢性关节疾病，是引起膝关节疼痛的主要原因之一。其主要病变特点为膝关节软骨的退行性变化和继发性骨质增生，并在关节边缘有骨赘形成。其病理变化多以软骨变性及软骨下骨质病变为主。大多因局部外伤受损、炎症或慢性劳损、关节间隙不对称所致力线改变、关节面破坏及骨质疏松增生等因素造成，并由此引起关节疼痛、僵直畸形、行走跛行等一系列症状。本病多发生于中老年人，也可发生于青年人；可单侧发病，也可双侧发病。临床上以中老年发病最常见，女性多于男性。

膝关节骨性关节炎属中医学"痹病""骨痹"范畴。中医学认为肾为先天之本而主骨，骨的病变属于肾。因此，骨性关节炎的发病大多因年老体衰，素体虚弱，肝肾亏虚，气血凝滞复感风寒湿热之邪，致经络气血阻滞，迁延日久，邪实正虚日益加重，而形成骨痹。

一、病因病机

（一）中医学的认识

中医学认为本病的病因主要是肝肾不足、慢性劳损和局部损伤等。其病机一般为本虚标实，而尤以肝肾不足为本，寒湿、痰瘀血滞痹阻经络为标而致病。

1．肝肾不足 肝主筋，肾主骨。肝肾充盈则筋骨强劲，关节滑利。人到中老年以后，肝肾逐渐亏虚，气血不足，筋骨失其所养，筋软骨痿，或兼遭风寒湿邪内侵，易发为本病。若膝部外伤、劳损，致气血运行不畅，经脉受阻，筋骨失养，肌肉挛缩，膝关节僵硬、活动受限，而出现一系列的临床症状。

2．气滞血瘀 多因原有劳损，加之运动过度或姿势不当，致使膝部组织损伤加重，局部气血瘀滞，造成久病入络，气血瘀滞，经脉不通，不通则痛，故而膝关节活动受限，疼痛行走不便。

3．外受风寒湿邪 因工作环境或居住原因，长期受风寒湿气侵袭，一旦机体正气亏虚，风寒湿邪乘虚侵入，留于膝部，致气滞血痹，引起疼痛，造成活动受限，病程日久，则造成膝关节骨性关节炎。

（二）现代医学的认识

1. 病因　骨性关节炎的病因目前尚不十分明确，一般分为继发性和原发性 2 种。原发性骨性关节炎最为常见，又称为特发性骨性关节炎，多见于体力劳动者、妇女、50 岁以上中老年人以及体型肥胖者，可以累及单个关节或多个关节，主要是负重关节，以膝关节较为常见。原发性骨性关节炎通常进展缓慢，而且不大严重。继发性骨性关节炎，常继发于关节损伤（膝部骨折、脱位、软组织损伤）、关节畸形（膝内、外翻）、关节炎症等疾病，又称创伤性关节炎。膝关节骨性关节炎发病多与下列因素有关。

（1）年龄因素：随着年龄增长，从中年到老年常发生关节软骨退行性变，而膝关节在人体中负重最大，关节多年积累性劳损是其发病的重要因素。同时老年人软骨基质中的主要成分黏多糖减少，基质丧失硫酸软骨素，纤维成分增加，软骨的韧性减低，因而容易遭受力学伤害而产生退行性改变。关节软骨缺乏弹性，则容易受到磨损而致破碎。为了适应膝关节承受重力的需要，关节软骨边缘有骨质增生，导致老年人骨性关节炎的发生。关节软骨本身的改变是本病发病的内在因素。滑膜细胞分泌功能降低，所分泌的滑液成分改变，比如透明质酸类物质减少，影响了对关节软骨的润滑与营养。但这些都难以说明众多的具有骨性关节炎改变的老年人中，为何只有少数人出现症状，有些人软骨退变、磨损很明显而症状不重；反之，有些人软骨退行性改变不重而症状却很明显。

（2）内分泌因素：年老内分泌紊乱或内分泌疾病患者，膝关节长期受到轻微的不容易注意到的外伤，过度的不适当运动等，都可造成膝关节载荷、传导的紊乱，引起膝关节软骨退行性变，继发膝关节骨性关节炎等。

（3）体重因素：本病发病也与体重超负荷有关，在肥胖和体型粗壮者及更年期妇女体重增加者中发病率较高。体重超重，势必增加关节负重，导致本病发生。

（4）性别因素：男女均可受累，但以女性多见，尤其是闭经前后的妇女。说明该病可能与体内激素变化有关。

（5）外伤因素：膝关节内骨折、脱位、半月板或韧带损伤皆可造成膝关节的不稳定，是继发膝关节炎的原因。

（6）炎症因素：膝关节化脓性关节炎及结核性关节炎、类风湿关节炎等，即使炎症消退，关节软骨面也受到不同程度的损害，如关节仍保持相当的活动度，多继发骨性关节炎。

（7）饮食因素：营养不良也是本病的致病因素之一。关节软骨内没有血管，其营养主要从关节液中吸取。软骨的修复是靠外层的软骨细胞分裂、繁殖和软骨细胞分泌基质来完成。由于营养和氧供应不足，当其影响到软骨细胞的增殖时，就会导致软骨基质减少，软骨新生不足而变软弱，极易在负重部位发生磨损，并且病变随年龄增长而日趋加重。

（8）气候因素：常居潮湿、寒冷环境的人多有症状出现。温度低，引起血液循环障碍，可使骨内血液循环不畅，骨内压及关节内压增高而造成疼痛、肿胀等症状。

2. 病理 软骨退变、磨损，骨质硬化、囊变，骨赘形成，关节肥大、变形等构成了骨性关节炎的病理核心，由此而导致一系列与之相关的临床症状。最初是关节承重区的软骨变软，变得粗糙、弹性降低，表面出现不规则压迹、麻点样小窝和线形沟，或纤维变，软骨逐渐变薄、碎裂，出现垂直裂隙，以致表面软骨形成小碎块，脱落于关节腔内，或在原处浮起，软骨碎裂剥脱后暴露出软骨下骨质。其后，软骨逐渐被全层破坏，骨面下骨髓腔内血管和纤维组织增生，沉积于裸露骨面下变厚、变硬，形成硬化层，称为牙质变。关节面下方骨髓腔也呈纤维样变性、水肿和充血，象牙样骨面常有较大的裂孔，关节运动时所产生的压力波可通过该裂孔传导至骨端松质骨内的髓腔内，使髓腔内的骨小梁因受压而萎缩、吸收，产生囊肿样改变。关节软骨破坏区的周围出现骨质增生，形成骨赘。这种修复现象可以增加关节负重面积，降低单位面积的承受压力。在肌腱、关节囊和韧带附着处，可以随着关节退行性变而发生增殖、钙化，形成骨赘。这2种均起于软骨的退行性改变，是对施加于关节的应力变化发生反应而形成的新骨。这不仅是关节外形发生了变化，而且由于骨小梁的增加或吸收，骨质内部构造也发生了改变。骨赘中心为松质骨，与骨端松质骨相连续，其表面为纤维软骨或纤维组织所覆盖。

本病的早期，滑膜并无明显改变。关节滑膜和关节囊受脱落的软骨碎片刺激而出现充血、水肿、增生、肥厚、滑液增多，产生继发性滑膜炎。滑膜可以吞噬、包埋软骨碎屑而使滑膜增生、变厚，呈绒毛状，关节囊纤维化并挛缩。滑膜的血液循环障碍和滑膜细胞的溶酶释放改变了滑液的成分，又反过来加速了关节软骨的退行性改变。

关节内游离体可来源于滑膜绒毛化生的软骨，或者脱落的软骨碎屑。关节内渗液可能增多，细胞计数稍高于正常，有时可发现结晶体。关节滑液变稀，影响了其对关节软骨的润滑和营养功能。滑液稀释、关节面改变、关节异常负重，导致关节润滑较差，也加重了关节软骨的变性。

二、临床表现

膝关节骨性关节炎的主要症状和体征是疼痛、肿胀、畸形和功能障碍等。

（一）症状

1. 一般发病缓慢，临床多见于中老年肥胖女性，或有外伤劳累史者。

2．发病后，关节活动时会出现弹响或摩擦音。

3．疼痛　几乎所有膝关节骨性关节炎患者都有膝部疼痛，大多数患者膝痛属于轻度和中度，少数为重度，剧痛或不痛者少见，多为钝痛，伴沉重感、酸胀感，淤滞感，活动不适。属重度或剧烈疼痛者，或持续几天，或很快消失，少数也可持续较久。其疼痛特点表现为以下几方面：

（1）**主动活动痛**：主动活动痛重于被动活动痛，因主动活动时，肌肉收缩加重了关节负担，而发生疼痛。

（2）**气温、环境因素痛**：疼痛多与气温、气压、环境、情绪有关，秋冬加重。疼痛多位于髌股之间或股骨髁周围和膝关节内侧，膝外侧或后侧较少。2处或2处以上疼痛，或疼痛部位不定，经常变换者也少见。

（3）**始动痛**：膝关节处于某一静止体位较长时间，刚一开始变化体位时出现疼痛，也有人称之为"胶滞现象"；活动后减轻，负重和活动多时又加重，具有"痛、轻、重"的规律。

（4）**负重痛**：加重膝关节负荷可引起膝关节痛。大多患者诉游泳、骑自行车时膝关节不痛，而上下楼、上下坡时膝关节痛，或由坐位或蹲位站起时痛，或是拉孩子、提或担重物时膝关节痛。这是由于加重了膝关节负荷而引起的膝关节痛。

（5）**休息痛**：膝关节长时间处于某一静止体位不动或夜

间睡觉时疼痛，又称静止痛或休息痛。这主要与静脉血液回流不畅，造成髓腔及关节内压力增高有关。常需经常变换体位，疼痛才得以缓解。

（二）体征

1. 肿胀 肿胀多由于软组织变性、增生，关节积液致滑膜肥厚、脂肪垫增大等引起，有些是因骨质增生、骨赘形成引起。较多见的是上述 2 种或 3 种原因并存。以髌上囊及髌下脂肪垫肿胀较多见，也可以是全膝肿胀。一般将肿胀分为三度：略比健侧肿胀为轻度，肿胀达到与髌骨相平的水平为中度，高出髌骨为重度。临床以轻度和中度肿胀多见。也有表现为局限性肿胀者，多见于髌骨上方内外侧，与关节内压力增加，髌上囊向内或向外疝出有关。还常见于内、外膝眼及腘窝处。

2. 畸形 关节对线不良。以膝内翻畸形最为常见，这与股骨内髁圆而凸起，胫骨内侧平台轻度凹陷，而且骨质相对疏松又兼内侧半月板较薄弱有关。严重者伴有小腿内旋。畸形使膝关节负荷更加不匀，越发加重畸形。另一个常见畸形是髌骨力线不正，或髌骨增大。由于股内侧肌萎缩，使髌骨内、外侧牵拉力量不均衡，受外侧强韧的支持带牵拉髌骨外移。因骨质增生而髌骨显得增大。

3. 压痛 在膝髌周围有明显压痛。髌骨研磨试验阳性。

4．功能障碍　骨性关节炎所引起的功能障碍可分为关节活动协调性异常及关节屈伸活动范围减少。绝大多数属于功能受限，很少见到关节功能永久性完全丧失者。但有个别病例关节绞锁，关节活动可能完全受限，不能支撑负重，但当关节绞锁解除后，症状都能有所缓解。功能障碍主要有以下几种情况：

（1）**运动节律异常**：关节协调性异常即节律改变，如关节打软、滑落感、跪倒感、错动感，以及绞锁、弹响或摩擦音等。

（2）**自我感觉异常**：走路打软或跪倒感、错动感较为常见，尤其是上下台阶或走不平的路时，患者常常突然自觉患膝有一种要跪倒的滑落感，由于不稳而担忧。此系损坏的关节软骨面受压所致，或关节稳定装置功能障碍，如股四头肌，尤其股内侧肌力量减弱所致。经常打软也会加重关节软骨的损伤。摩擦音为细碎的响声，响声来自关节内者，多系关节面有较大的缺陷或凹凸不平，或游离体、破裂的半月板卡于两骨之间所致，不同于生理性关节声响，后者仅见于活动之初，清脆短促，活动 2～3 次之后即可消失。也可能由于肌腱或肌腱周围组织炎症渗出而产生摩擦音。这 2 种病理摩擦音的性质和部位不同，不难区别。

（3）**绞锁现象**：绞锁系 2 个关节面之间卡进异常物体，如游离体、破裂的半月板，引起较重症状，多为突然发生，剧烈疼痛，关节不能活动，不敢屈也不敢伸，也不能负重，常伴恐惧感，有时可因突然自行解锁而致症状明显缓解，或需医生施以手法紧急解锁。滑膜皱襞卡进两骨之间，也可产生类似的症状，称为假性绞锁，因为它没有真正卡住，很容易自行缓解，但往往反复发生。频繁的真正绞锁，无疑会损伤关节软骨面，应针对其病因，彻底治疗。

5.运动能力减弱　包括关节僵硬、不稳，活动范围减少，以及生活和工作能力下降等。

(1)关节僵硬：系指经过休息，尤其是当膝关节长时间处于某一体位时，自觉活动不利，特别是起动困难，或称为胶滞现象。这是一种弹性僵硬，与摩擦和粘连不同，可以随膝关节活动而改善。也不同于类风湿关节炎早晨起床时的僵硬，此种僵硬可见于任何时间的长久不动之后。

(2)不稳：常见原因之一是伸膝支撑稳定的力量减弱，如股四头肌萎缩。另外是侧向不稳，表现为步态摇摆，如膝关节反复肿胀，积液较多，关节松弛，而致关节不稳。

(3)关节屈伸活动范围减少：关节经常出现肿胀、疼痛，被迫处于轻度屈膝位以增加关节腔内容积，久之则腘绳肌痉挛，伸直受限。股四头肌力量减弱也能引起伸膝受限。屈曲受限多系关节囊挛缩、骨质增生、关节面不平、髌骨移动度减少，甚至关节内或关节外粘连，用力屈曲则增加关节内压力而引起不适；或因增生物或粘连而妨碍屈曲，也可能影响伸直。骨性关节炎多引起膝关节活动范围减少，很少使关节强直、不能活动。

（4）**步行能力**：主要看平地步行的距离和速度，上下台阶，蹲、坐、站、走、跑、跳等日常活动能力是否正常，是减弱还是丧失，以及完成联合动作如穿鞋、系鞋带等动作的情况。

（三）辅助检查

1. 实验室检查 全身状况多属正常。关节滑液分析也正常，偶见黏蛋白凝块坚实。有时可见到红细胞、软骨和纤维碎屑。

2. X 线检查 关节间隙狭窄、软骨下骨板硬化和骨赘形成是骨性关节炎的基本 X 线片特征。骨性关节炎早期仅有软骨退行性改变时，X 线片可能没有异常表现。随着关节软骨变薄，关节间隙逐渐变窄，间隙狭窄可呈不匀称改变。

在标准 X 线片上，成人膝关节间隙为 4mm，小于 3mm 即为关节间隙狭窄。60 岁以上人群正常关节间隙为 3mm，小于 2mm 为关节间隙狭窄。个别患者关节间隙甚至可以消失。软骨下骨板致密、硬化，如象牙质状。负重软骨下骨质内可见囊性改变。这种囊性变常为多个，一般直径不超过 1cm，可为圆形、卵圆形，或豆粒状。关节边缘（实际上是软骨边缘）及软组织止点可有骨赘形成。或见关节内游离体，骨质疏松，骨端肥大，软组织肿胀阴影等。

3. MRI 检查 使用肢体表面线圈，分别做横切位、矢状位和冠状位平面检查。可显示骨皮质、髓组织、关节软骨、两侧半月板、交叉韧带、脂肪垫、肌腱、肌肉、皮肤、脂肪组织、血管、神经束等。

三、诊断要点

1. 本病多发于中老年人，以膝关节疼痛、关节活动受限为主症，上下楼梯及半蹲位时膝部疼痛加重。

2. 膝关节肿胀、畸形，有时内、外侧关节间隙有压痛或叩击痛；关节活动弹响摩擦音；关节挛缩或股四头肌萎缩。

3. X线片可见骨关节边缘增生，关节间隙变窄，韧带钙化，胫骨髁间棘变尖，有时可见骨质疏松。

四、鉴别诊断

根据临床症状、体征和X线所见，对膝关节骨关节病做出诊断并不是很困难。但对于老年人，特别是当膝关节骨关节病合并其他膝关节疾患时，易漏诊为其他疾病。

1. 膝关节创伤性关节炎 其病理变化也以关节损伤性改变为主，临床表现也与膝关节骨性关节炎相似。但创伤性关节炎多发生于青壮年，均有明显外伤史。而骨性关节炎好发于中老年人，可无外伤史。

2．髌骨软化症　膝关节活动量越大，疼痛越明显，且有过伸痛，行走无力。膝前侧、下端、内侧、外侧及腘窝有压痛，按压髌骨时伸膝，可触及摩擦感及疼痛。髌骨研磨试验阳性。

3．膝关节侧副韧带损伤　在韧带损伤部位有固定压痛，常在韧带的上下附着点或中部。膝关节呈半屈曲位，活动关节受限。侧方挤压试验阳性。

4．膝关节半月板损伤　有外伤史，伤后关节疼痛、肿胀，有弹响和绞锁现象，膝内外间隙压痛。慢性期股四头肌萎缩，以股四头肌内侧尤为明显。麦氏征和研磨试验呈阳性。

5．髌下脂肪垫损伤　有外伤、劳损或膝部受凉病史。膝关节疼痛，下楼梯为甚，膝过伸位疼痛加重，髌下脂肪垫压痛明显，膝过伸试验阳性，髌腱松弛压痛试验阳性。X线膝侧位片，可见脂肪垫支架的纹理增粗，少数可见脂肪垫钙化阴影。

6．化脓性关节炎　多为治疗疼痛和关节积液行关节穿刺及类固醇注入而引起的医源性感染。如出现局部发红、发热、自发痛、关节液浑浊，应怀疑是因感染引起。

7．特发性膝关节出血　一般多发于60岁以上的老年人，有高血压病史，上臂束臂试验阳性（血管脆性增加），穿刺可见20～30ml的血液潴留。一般认为是因滑膜血管脆弱所致，有人称之为关节中风。

8．假痛风　关节软骨及半月板软骨有焦磷酸钙及羟基磷灰石结晶沉着，60 岁以上患者多见，年轻患者多为家族性。男女发病比例约为 1.5 : 1（痛风为 20 : 1）。X 线检查示钙化阴影发生在纤维软骨（椎间盘、耻骨联合、胸锁关节、半月板、三角纤维软骨）、关节软骨、关节囊。

9．痛风性膝关节炎　发病年龄与骨关节病相似。关节积液可以是透明的，也可是浑浊的，有多核白细胞增多。X 线检查可见关节整体的骨萎缩，偶见股骨内髁及胫骨关节面的空洞样透明层。血尿酸含量增高。

10．隐神经卡压　压痛部位不在关节间隙，而在膝关节后内侧缝匠肌肌腱的后方。可有小腿、足内侧部的感觉减退及卡压点的神经损害现象。

11．近侧胫腓关节不稳定　通常伴有不固定的膝关节痛及腓总神经麻痹的症状。多在下蹲时自觉小腿麻木。其中部分为腓骨头习惯性脱位。患者主诉膝外侧无力打软，有弹响，可呈外侧半月板损伤的症状。好发于青春期女性。

五、中医辨证

主症：膝关节疼痛及活动功能障碍。

1．寒湿痹阻证　膝关节冷痛、肿胀，遇冷加重，得温则减。舌质淡，苔白滑，脉沉迟。

2．风热痹阻证　膝关节红肿热痛，触之灼热、漫肿，口干欲饮。舌尖赤，舌苔黄腻，脉浮数或滑数。

3．瘀血阻滞证　膝关节疼痛剧烈，痛如针刺，痛处固定不移，夜间加重，伴有外伤史。舌质紫黯，或有瘀斑，脉涩。

4．肝肾亏虚证　膝关节痛势隐隐，喜揉喜按，劳则加重。舌淡，脉细。

六、常规治疗

（一）针灸疗法

在临床上，针刺治疗膝关节骨性关节炎取得很好的疗效，可缓解和消除疼痛，并能促进神经根水肿和炎症的吸收，是目前中医综合治疗中一种重要的辅助疗法。但单纯用针刺疗法治疗本病，有时也难以达到满意的效果，可视病情结合艾灸、火罐、电针、刺络拔罐、热敏灸等治疗，或配合推拿等方法治疗，效果更好。

1．毫针刺法

取穴：膝下、膝眼、鹤顶、梁丘、阳陵泉、阴陵泉、足三里。

操作： 对穴位处进行常规消毒后，针刺以上穴位，均用平补平泻手法，留针 20 分钟，隔日 1 次。病情较重者，可每日 1 次，10 次为 1 个疗程。其中，膝眼可直刺，从前向后内直刺，或从前内向后外侧刺入，进针 1.5 ~ 2 寸，针感为局部发胀，有时可向下扩散；亦可斜刺，自外膝眼对准内膝眼透刺，进针 2 ~ 2.5 寸，针感为局部酸胀感。阳陵泉可向胫骨后缘斜下刺入，进针 1 ~ 3 寸，使局部产生酸胀感并向下扩散，亦可透阴陵泉。

2. 火针疗法

主穴： 阿是穴。

配穴： 梁丘、血海、阳陵泉、阴陵泉。

操作： 以中号火针，每次选择主穴，根据临床症状交替选择配穴。以手指掐印标记，穴位处常规消毒，一手执针，一手持酒精灯。在火焰外焰部烧针至针尖及前部针身呈白亮时，迅速垂直点刺所选穴位。可在 1 个穴位上点刺 2 ~ 3 针。注意烧针的长度一定要大于点刺的深度，每次点刺过程控制在 1 秒内，点刺完毕后再以闪火法拔罐，留罐 8 ~ 10 分钟。嘱患者火针治疗处 24 小时内勿近水，每周治疗 1 次，连续治疗 3 周。

3. 温针灸

取穴： 鹤顶、血海、梁丘、犊鼻、阿是穴、阳陵泉、阴陵泉、足三里。

操作：嘱患者仰卧位，屈膝100°左右，膝下用软物支持，对穴位和医者双手进行常规消毒后，选用1.5寸毫针刺入穴位，行留针法，得气后在针柄上加1.5cm长的艾段由下端点燃，待艾段燃完后再烧一段。隔日1次，10次为1个疗程。

4．电针疗法

取穴：同毫针刺法。

操作：每次选用2个穴位，对穴位处进行常规消毒后，进行针刺（同毫针刺法），先用密波5分钟后改为疏密波，电流强度以患者能耐受为度。每日1次，每次10～15分钟，10次为1个疗程，每2个疗程之间间隔4～5天。

5．刺络拔罐疗法

取穴：主取痛点或血海、委中。

操作：对穴位处进行常规消毒后，以7号一次性注射针针头迅速在上述穴位上点刺，每穴点刺3～5下，加拔火罐，留罐10分钟左右。隔日1次。

6．热敏灸疗法

取穴：高发热敏穴位区域。对穴位热敏高发部位局部压痛点、内膝眼、外膝眼、梁丘、阳陵泉、阴陵泉、血海等穴区进行穴位热敏探查，标记热敏穴位。

操作

（1）膝部压痛点单点温和灸，自觉热感透至膝关节内，或扩散至整个膝关节，或局部有酸、胀、痛感，灸至热敏灸感消失。

（2）内、外膝眼穴患侧双点温和灸，自觉热感透至膝关节内并扩散至整个膝关节，灸至热敏灸感消失。

（3）梁丘、阴陵泉穴双点温和灸，自觉热感透至膝关节内并扩散至整个膝关节，灸至热敏灸感消失。

（4）血海、阳陵泉穴双点温和灸，自觉热感透至膝关节内并扩散至整个膝关节，灸至热敏灸感消失。

每次选取上述 1～2 组穴位，每天 1 次，10 次为 1 个疗程，疗程间休息 2～5 天，共 2～3 个疗程。

（二）推拿治疗

推拿治疗对解除肌肉痉挛，减轻疼痛，松解关节周围软组织粘连具有较好的治疗作用。

1.按揉松筋　患者平卧，医生站在床侧边，医生用手背及掌侧小鱼际部作用于患者股四头肌、上滑囊、膝两侧韧带、腓肠肌两侧面，解除股四头肌和局部韧带、肌肉的紧张，增强肌肉和韧带的活力，加强局部的血液循环。手法以擦揉法为主，用一定的力量压住被按揉的肌肉、韧带，循序渐进，不抬起手背掌部，由轻到重施以力量，以患者能忍受为度，手法擦揉 3～5 遍。

2. 按拿点穴　上述手法完成后，医生用手指点按风市、阴门、伏兔、鹤顶、双膝眼、阴陵泉、阳陵泉等穴，3～5 遍。再用拇、食、中指拿捏股四头肌、髌骨的内外缘和内外后缘骨外下角关节间隙及内外侧副韧带处，这也是本病压痛点容易出现的部位，也是病症的多发部位。用轻揉的拿捏手法作用于滑膜和关节软骨，以舒筋活血，加强局部的血液循环，促进损伤软组织的修复和提高局部软组织张力，此手法由轻到重做 3～5 遍。

3. 屈髋、屈膝点拿理筋　上述手法完成后令患者屈髋、屈膝，足掌贴在床上，医生一手拇、食两指点按膝眼穴，另一手食、中两指同时点按膝后委中穴，点按手法由轻到重，以患者能忍受为度，施行 3～5 遍。然后用点按膝眼的手点按阴陵泉、阳陵泉穴，再用点按委中的手顺经点按承山穴、承扶穴。以上手法做完 3 遍后，松解膝关节后侧的肌肉和韧带，被动屈曲膝关节 3～5 遍。

4. 理筋拿穴推足　上述手法完成后，医生一手托起患者患膝足跟部，以食、中两指点拿昆仑穴，另一手食、中两指点拿委中穴、承山穴、承扶穴，做完 3 遍后再用做被动足背屈动作 3～5 遍。然后两手交换，手法同上。之后以食、中两指点拿太溪穴，做 3 ~ 5 遍。此手法的作用是被动拉长、松解股四头肌、腓肠肌、膝关节韧带，解除膝关节痉挛、紧张。最后再做被动屈髋、屈膝动作 3 ~ 5 遍。

5. 摇膝关节 上述整套手法施行完毕后，令患者屈髋、屈膝，医生一手握住其足踝部，另一手拿住其膝关节部，握足踝部的手用力使患者屈膝、屈伸小腿，再内旋、外旋其小腿 3 ~ 5 遍后，将其复原至平卧位。此手法实施时应根据膝关节病症轻重程度，用力由轻到重，不要过猛，以免加重损伤。

（三）其他疗法

1. 理疗 具有促进炎症吸收、消除肿胀、镇痛等功效。

2. 中药离子导入疗法 可采用直流电醋离子导入或 20% 乌头液离子导入法，每日 1 次，每次 20 分钟，15 次为 1 个疗程。

（四）中药内治

1. 寒湿痹阻

主症：膝部关节沉重，冷痛，僵硬，屈伸不利。风邪偏胜者，疼痛游走不定，或见恶风发热，舌淡苔薄白，脉浮；寒邪偏胜者，疼痛遇寒加重，得温则缓，喜热畏寒，舌淡苔白，脉浮紧；湿邪偏胜者，膝部沉重，肌肤不仁，苔白润或白腻，脉濡缓。

治则：祛风寒除湿，通络止痛。

方药：独活寄生汤加减。

处方：独活 15g，炒杜仲 12g，当归 15g，茯苓 12g，丹参 15g，透骨草 12g，秦艽 15g，鸡血藤 20g，川牛膝 15g，桑寄生 15g，川芎 15g，海桐皮 15g，防风 12g，钻地风 12g，甘草 9g，细辛 3g。每日 1 剂，水煎服，早晚各 1 次，10 剂为 1 个疗程。

处方加减：①寒邪偏胜者，加制川乌 6g（先煎），制草乌 6g（先煎）。②风邪偏胜者，加姜黄 10g，乌梢蛇 12g。③湿邪偏胜者，加木瓜 15g，防己 15g，薏苡仁 15g。④疼痛较重者，加地龙 6g，红花 12g。

2．风热痹阻

主症：膝关节红肿热痛，触之灼热、漫肿，口干欲饮。舌尖赤，舌苔黄腻，脉浮数或滑数。

治则：清热疏风，活血通络。

方药：大秦艽汤加减。

处方：秦艽 15g，独活 12g，羌活 9g，防风 9g，白芷 9g，细辛 6g，白术 12g，茯苓 12g，甘草 6g，生地黄 12g，熟地黄 12g，白芍 18g，当归 9g，川芎 9g，黄芩 9g，石膏 18g。每日 1 剂，水煎服，早晚各 1 次，10 剂为 1 个疗程。

处方加减： ①若局部肿胀甚，加防己 12g、薏苡仁 15g。②游走痛甚者，加威灵仙 12g、海风藤 12g。③肢热有红斑者，加忍冬藤 12g、桑枝 12g。

3. 瘀血阻滞

主症： 膝关节疼痛逐渐加重，严重时痛如针刺刀割，痛有定处，关节屈伸不利，肢体麻木，行走不便。舌紫有瘀斑，脉涩沉弱。

治则： 活血化瘀，通络止痛。

方药： 化瘀通痹汤加减。

处方： 当归 15g，秦艽 15g，丹参 30g，鸡血藤 20g，川牛膝 15g，透骨草 20g，制乳香 9g，制没药 9g，延胡索 12g，香附 12g，川芎 15g，甘草 6g。每日 1 剂，水煎服，早晚各 1 次，10 剂为 1 个疗程。

处方加减： ①疼痛较重者，加川乌 6g（先煎），地龙 6g，红花 12g。②偏寒者，加桂枝 9g，川乌 6g（先煎），细辛 3g。③偏热者，加败酱草 12g，牡丹皮 12g。④气虚者，加黄芪 15g。⑤骨节肿大变形者，加防己 15g，穿山甲 12g，乌梢蛇 9g，蜈蚣 6g，全蝎 6g。

4. 肝肾亏虚

主症： 年老体弱，身体瘦削，膝部疼痛日趋加重，关节僵硬畸形，痛处微肿，皮色较黯，伴有畏寒肢冷，腰膝酸软。舌质淡，苔薄白，脉沉细弱。

治则：温补肝肾，活血通络。

方药：增生汤加减。

处方：当归12g，川芎12g，熟地15g，木瓜12g，泽兰12g，莪术9g，草薢9g，穿山甲9g，鹿角胶12g（烊化），续断12g，鹿衔草10g，狗脊9g，怀牛膝12g，红花6g，制川乌6g（先煎），制草乌6g（先煎），白花蛇1条，甘草6g。每日1剂，水煎服，早晚各1次，10剂为1个疗程。

处方加减：①疼痛较重者，加苍术12g，茯苓12g，豨莶草12g。②关节肿痛者，加乌梢蛇8g，威灵仙12g，防己12g。③肾虚者，加制首乌12g，桑寄生12g，生地15g。

（五）中药外治

1. 热熨法

（1）**热熨处方**1：当归15g，独活15g，羌活15g，川牛膝15g，乳香12g，没药12g，川花椒15g，桑枝15g，海桐皮15g，威灵仙15g，红花10g，白芷15g，防己15g，苏木12g，桑寄生15g，丝瓜络12g，防风15g，松节15g，徐长卿12g。将上述药物用布袋包好，放水中浸泡15分钟，再用锅蒸30分钟后，然后放置于膝部热敷，每次热敷0.5～1小时，每日2次。每剂药用3天，12天为1个疗程，每2个疗程之间休息5天。治疗期间配合功能锻炼。

（2）**热熨处方2**：当归15g，川芎15g，熟地20g，防风12g，防己12g，威灵仙30g，桑寄生15g，鸡血藤30g，乳香12g，没药12g，川乌12g，草乌12g，马钱子6g，桂枝9g，川牛膝15g，杜仲15g，续断15g，细辛6g。如寒重者加附子12g，肿胀甚者加土茯苓15g。将以上述药物研成细末装入布袋或纱布袋（布袋大小正好能裹住整个膝关节），把药物浸湿后入蒸锅蒸20分钟，然后放置于膝部热敷，每次热敷0.5～1小时，每日2次。每剂药用3天，12天为1个疗程，每2个疗程之间休息5天。治疗期间配合功能锻炼。

2. 熏洗法

（1）**海桐皮汤**：海桐皮9g，透骨草12g，乳香9g，没药9g，当归12g，川花椒12g，川芎12g，红花9g，威灵仙12g，白芷10g，防风12g，甘草6g，徐长卿15g。煎水熏洗患处。

（2）制川乌15g，制草乌15g，当归尾15g，川芎15g，川牛膝15g，红花12g，乳香15g，没药15g，威灵仙30g，松节30g，丹参30g，伸筋草30g，透骨草30g，桂皮15g。将上述诸药装入备好的纱布袋内封口，放入木盆内倒入温水2 500～3 000ml浸泡半小时，然后将药置于大砂罐内煎煮至沸腾后，文火再煎 20 ~ 30 分钟，将药水倒入木盆内，趁热将食醋 250g 倒入药内调匀，将患膝置于药盆上 15 ~ 20cm 处，膝上用塑料布或毛巾遮盖，使药水蒸气上熏患膝而不散，待水温降至 40℃左右时，取出药袋敷在患膝上，用药水反复泡洗患膝 0.5 ~ 1 小时，泡洗同时嘱其做膝关节屈伸功能锻炼，洗后擦干患膝，以避风寒。每日 2 次（第 2 次熏洗加热时，不再加醋），每剂用 2 日，5 剂为 1 个疗程。睡前熏洗，洗后即寝，效果尤佳。

七、注意要点

1. 注意本病应与良性关节痛、风湿性关节炎、类风湿关节炎相鉴别。

2. 中医学认为本病与慢性劳损、气血凝滞，肝肾不足、筋骨失养，寒湿侵袭、痹阻经脉有关，属骨关节痹病的范畴。中医的手法按摩、中药外洗对轻度患者效果显著。

3. 膝关节骨性关节炎发病因素较多，但运用各种手段恢复膝关节运动有关肌肉的力量平衡是治疗的关键。无论是中药内治，还是推拿、针灸、运动疗法等，一般都是通过作用于膝关节周围软组织而获效。

八、预防与保健

1. 保持乐观情绪，生活规律化，增强体质，注意劳逸结合。不可使关节过度负重、受潮、受凉、过于劳累，预防和治疗各种感染。

2. **控制体重** 膝关节退化的主要原因是关节长期负重、磨损和老化，以及钙流失。很多体型偏胖的中老年女性是膝关节炎的主要受害者，控制体重是减轻膝关节负重的最直接方法，对延缓关节老化非常重要。肥胖患者要注意节制饮食，减轻体重，保持正常体重，这是减轻受累膝关节的有效措施。体重指数（body mass index，BMI）＝体重（kg）/身高（m）^{2}，体重指数大于 25 则为超重。研究发现超重男性患骨关节病的危险性为标准体重者的 1.5 倍，超重女性则为 2.1 倍。因此，肥胖是影响膝关节骨关节病较大的危险因素。

3. 对于爬山等运动爱好者，长期锻炼虽然能够提高心肺功能，增强肌肉力量，但是爬山、长跑、骑自行车这些锻炼项目无疑会增加膝关节的负荷，从而增加膝关节软骨磨损的程度。应避免超负荷的活动与劳动，以减轻膝关节的负担。无论从预防还是治疗角度，都要运动，运动可以使骨骼粗壮、肌肉有力，可以增强关节内软骨的营养，改善和延缓软骨衰老，这是从根本上预防膝关节退化的方法。但是，关键在于掌握科学的运动方法。

4.对患有贫血的人群，长期月经过多甚至长期痔疮出血的人都应及时进行治疗，由于贫血会导致关节周围的血液循环逐渐变差，因此，贫血的人往往容易发生膝关节病。

5.防寒防湿 膝关节没有丰富的肌肉和脂肪组织保护，而是一个"皮包骨"的部位，血液循环差，长时间受凉可能因局部血管痉挛、收缩使血液供应更少，从而削弱软骨的新陈代谢和免疫防御能力，使关节软骨面发生缺血，甚至坏死，导致关节炎。所以中老年人应根据温度和湿度的变化，随时对膝盖采取相应的防护措施。例如，冬季骑车最好穿上防寒棉裤；走长路前戴上护膝。另外，寒冬或阴雨天尽量不要穿裙子；在气温较低的环境中长时间打牌、下棋或玩麻将时，不应久坐，要定时活动或按摩膝关节；平日洗澡时可用热水冲洗膝关节处，热天大量出汗时不要马上用冷水冲洗。

6.增强营养、定期检查 关节与身体其他部位一样，需要足够的营养，每天至少摄入5种蔬菜和水果能为关节提供需要的维生素和矿物质。中老年人要关注自己是否有骨质疏松，可定期进行骨密度检查，并在专业医生的指导下补充钙和维生素 D，延缓骨关节退化的速度。

7.膝关节的自我保健运动 踝关节、膝关节在刚刚扭伤时一定要避免按摩，不要让关节活动，早期可冰敷。

平时做好对膝关节的保健也是非常重要的。过了 30 岁后，建议每天做 10 ~ 15 分钟的运动。在比较闲暇的时候，可把腿伸直，让脚和小腿成直角，把脚背勾起来，但不要过度，使脚和小腿垂直就像在站着行走一样，但是要把腿抬起来，抬起来之后，这样脚掌跟墙面是平行的，坚持到有酸胀感觉再放下来，这样的运动对于 60 岁之后膝关节的保养非常重要。

在自我保健当中，一定要记住一个很重要的标准：如果膝关节损伤了，千万先不要进行膝关节弯曲的锻炼，先要完成一些膝关节的拉伸、直腿的训练。很多膝关节的问题往往就是大腿周边肌肉力量不平衡造成的。平时经常平卧将腿抬高，坐位将腿抬高，主动加强股四头肌锻炼，以改善股四头肌肌力等，对治疗、保健都有着非常重要的意义。

九、病案例举

病案一

朱某，女，65 岁，退休干部。初诊日期：2003 年 3 月 18 日。

主诉： 双膝关节痛 10 余年，加重 1 个月。

现病史： 患者 10 多年前开始出现双膝关节痛，1991 年被外院诊为双膝关节骨质增生，经中、西药物及针灸、药物封闭等综合治疗，病情基本控制。1 个月前患者无明显诱因出现高热 39.4℃，经用药退热后，双膝关节剧烈疼痛，疼痛不分昼夜，行走困难，上下楼梯受限，双膝关节压痛明显，饮食差，口干口苦，睡眠差。

检查： 舌质淡红，苔薄腻，脉细滑。

西医诊断： 双膝关节骨性关节炎。

中医诊断： 痹病，证属肝肾亏虚，痰瘀阻滞。

治则： 补气活血，化痰通络。

治疗

1. **针灸疗法**

取穴： 肾俞、脾俞、关元俞、次髎、委中、环跳、绝骨、秩边、腰阳关、阳陵泉。

操作： 对穴位处进行常规消毒后，肾俞、脾俞以 1.5 寸毫针向上斜刺，用平补平泻手法，留针 30 分钟。

2. **中药内治**

方药： 独活寄生汤加减。

处方： 独活 15g，桑寄生 15g，炒杜仲 12g，当归 15g，党参 15g，川芎 15g，川牛膝 15g，茯苓 12g，羌活 10g，黄芪 15g，续断 12g，秦艽 15g，延胡索 10g，桂枝 10g，肉苁蓉 12g，何首乌 12g，白术 10g，甘草 9g。每日 1 剂，水煎服，早晚各 1 次。10 剂为 1 个疗程。

经 2 周的治疗后，患者自觉症状减轻，膝关节活动功能明显改善。

遂继续沿用前法治疗 3 周，患者自觉疼痛基本消失，双膝部关节处未见压痛点,膝关节活动正常。继续巩固治疗1周后,患者膝关节功能恢复正常,半年后随访未见复发。

病案二

钟某,男,57岁,运动教练员。初诊日期:2004年2月19日。

主诉: 左膝关节肿痛2年,加重半年。

现病史: 患者2年前因不明原因出现左膝关节肿痛,尤以下蹲和上下楼梯时加剧。曾于某医院就诊,经X线摄片诊断为"左膝增生性关节炎",经用西药封闭、外贴膏药等治疗,仅缓解10多天,后反复发作。近半年来,左膝关节疼痛、肿胀加剧,行走艰难。

检查: 左膝关节肿胀,内侧有点状压痛,内、外膝眼饱满,左膝屈伸有摩擦感,股四头肌轻度萎缩,髌骨研磨试验(+)。舌质淡白,苔白腻,脉弦紧。

西医诊断: 膝关节增生性关节炎。

中医诊断: 风湿热痹,骨痹,证属寒湿侵袭,痹阻关节。

治则: 祛风除湿,舒经活血。

治疗

1. **针灸疗法**

取穴: 患侧内膝眼、外膝眼、血海、足三里、阳陵泉、阴陵泉。

操作：患者取屈膝端坐位，医生对穴位处进行常规消毒后，用 32 号 3 寸毫针从内膝眼或外膝眼刺入，达对侧膝眼而不出皮肤，行针得气后，退进捻转 6 次，不留针，闭针眼。然后针刺阳陵泉、阴陵泉、血海、足三里，行针得气后，留针 30 分钟，当中行针 3～4 次，每天 1 次，10 次为 1 个疗程。

2．中药内治

方药：桂枝芍药知母汤加减。

处方：桂枝 10g，炮附子 7g（先煎），麻黄 6g，防风 12g，白芍 12g，黄芪 15g，知母 12g，独活 12g，桑寄生 15g，青风藤 12g，生姜 3 片。每日 1 剂，水煎服，早晚各 1 次。10 剂为 1 个疗程。

针药并用治疗 2 周后，患者疼痛减轻，左膝关节功能活动较前灵活。继续按前法治疗，停用中药。治疗 2 周后，左膝关节疼痛减轻，左膝关节功能活动基本正常。继续巩固治疗 1 周后，左膝关节疼痛、肿胀消失，患者行动自如，左膝关节功能活动恢复正常，随访 1 年未见复发。

病案三

赵某，女，56 岁，工人。初诊日期：2005 年 3 月 29 日。

主诉：双侧膝关节疼痛、肿胀 2 年半。

现病史：患者双侧膝关节疼痛、肿胀2年半。最近严重影响行走，生活靠人护理。经多家医院确诊为双侧膝关节炎。采用中药、西药、针灸治疗效果不佳，疼痛、肿胀不断，症状逐渐加剧。

检查：双侧膝关节疼痛、肿胀发热，皮色发亮，浮髌试验（+），研磨试验（+），关节僵硬难以屈伸。舌质绛红，苔黄，脉滑数。X线片显示：双侧膝关节骨质增生，关节间隙有增宽现象。血沉：80mm/h，红细胞、白细胞分类及抗链球菌溶血素O试验、类风湿因子未见异常。

西医诊断：老年性关节炎并膝关节滑膜炎。

中医诊断：骨痹，风湿热郁。

治则：清热通络，祛风除湿。

治疗：采用针刺拔罐发疱疗法。

取穴：犊鼻、膝眼为主，委中为辅。

操作：患者取屈膝端坐位，医生对穴位处进行常规消毒后，根据患者胖瘦程度选择适合长度的毫针，将针刺入穴位得气后，施行相应手法（一般根据患者的年龄选用不同的手法，年轻患者选用泻法，中年患者选用平补平泻法，老年人选用补法）。用闪火法将穴位上的毫针扣在火罐内，留针留罐，达到出水疱为止（根据患者的耐受能力决定留罐时间，留罐的时间越长，疱液就出得越多，治疗的效果就越佳）。取下罐和针，用针刺破水疱，让疱内水液流出体外，用较薄的消毒棉花盖在皮损处，并盖上消毒纱布。第2次治疗时，只揭开纱布，直接在棉花上消毒取穴，与第1次治疗的方法相同。第2次治疗用的火罐要稍大，将穴位上的棉花扣入罐内，可减轻患者的疼痛。以皮损处水液出尽为准，皮损处不用任何药物涂抹，待其自然痊愈，皮损处只要有水液流出就不能停止拔罐，如果患者耐受能力差，可进行交叉拔罐，皮损处只可用75%酒精棉球消毒。每天1次，10次为1个疗程。

经针刺拔罐发疱疗法治疗后，患处出水较多，双侧膝关节疼痛、肿胀明显减轻。治疗1个疗程后，复诊化验，患者指标恢复正常，浮髌试验（－），诸症消失，随访1年多未见复发。

参考文献

［1］刘清国，侯中伟，王朝阳．北京针灸名家丛书·大医精诚：杨甲三［M］．北京：中国中医药出版社，2013．

［2］黄泳，赖新生．针灸方药合璧［M］．北京：人民卫生出版社，2007．

［3］窦群立，管清杰．新编颈肩腰腿痛［M］．北京：化学工业出版社，2008．

［4］何树槐，王淑兰．筋骨疼痛的针灸治疗［M］．北京：人民卫生出版社，2013．

［5］王茵萍．针灸新疗法：靶向针灸治疗［M］．北京：人民卫生出版社，2014．

［6］于振中．北京针灸名家丛书：针坛名师·于书庄［M］．北京：中国中医药出版社，2008．

［7］卢祥之，赵琼．神奇灸疗祛百病：灸疗偏方全书［M］．北京：人民军医出版社，2014．

［8］张吉．张吉辨治疑难病经验集［M］．北京：人民卫生出版社，2010．

［9］陈日新，熊俊，谢丁一．热敏灸疗法［M］．北京：人民卫生出版社，2014．

［10］杨涛．北京针灸名家丛书：仁心圣手·田从豁

［M］. 北京：中国中医药出版社，2015.

［11］石学敏. 石学敏临证实验录［M］. 北京：人民卫生出版社，2012.

［12］黄劲柏. 名医针灸特色治疗［M］. 北京：人民军医出版社. 2013.